La salud de tu cabello
Guía Práctica

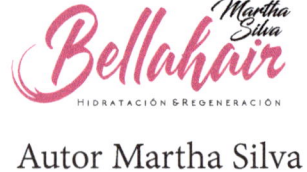

Autor Martha Silva

Copyright © 2018 Autor Martha Silva
Todos los derechos resevados.
Diseño de cubierta, adaptación del
original Mariana León @omegadimensiones
ISBN-13: 978-1727284133
ISBN-10: 1727284135

Dedicatoria

Al compromiso de estar acompañándolas en este encantador camino de la belleza femenina, tan necesaria para poseer confianza y seguridad en todas las metas que nos proponemos en cada faceta de nuestra vida.

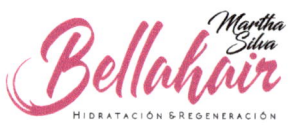

Autor Martha Silva

Contenido
Guía Práctica

Presentación	1
El cabello, tipos y formas del cabello	3
Lo que debes conocer en cuanto a la clasificación del cabello	6
Cabello y salud	7
Cabello suave y brillante	9
Cabello y nutrición	10
Alimentos que fortalecen el cabello: Vitaminas, minerales, proteínas, y ácidos grasos	11
Alimentos que fortalecen la salud capilar	13
Tratamientos naturales para lograr un cabello, suave, lleno de vida y brillante	16
Tips necesarios para tener un cabello saludable	18
Recomendaciones para tener un cabello sano y con vida	19
Recomendaciones para el tratamiento de la caspa	20
Alimentos que no se deben consumir	21
¿Qué usar para prevenir la caida del cabello?	22
Productos naturales para el cabello seco	23
Productos naturales para el cabello con puntas abiertas	24
Productos naturales para el cabello maltratado	25
Consejos prácticos	26
Bellahair	28
Testimonios de clientes	31
Plantas que ayudan al fortalecimiento capilar	38
Recetas y mascarillas fortalecedoras y potenciadoras para el cabello	41
Recetas caseras para tener un cabello con buen aroma	62

Presentación

La sociedad en la que vivimos rodeada de avances científicos y tecnológicos, exige la activa participación de la mujer en todos los ámbitos. Es por ello, que las féminas deben cuidar cada vez más su apariencia personal, para dar lo mejor de ellas en cada una de sus actividades como agentes de cambio y transformación.

Es por eso que en esta guía práctica Martha Silva, creadora de Bellahair, se ha esmerado en exponer cuáles son los cuidados que toda mujer emprendedora, trabajadora, ama de casa, y profesional debe seguir para sentirse bien consigo misma y con los demás. Luciendo un cabello sedoso, suave y lleno de vida.

Encontrar más tiempo libre en medio de sus múltiples ocupaciones, así como identificar el tipo de cabello que posee, es una tarea que toda mujer debe realizar para brillar al máximo en cada evento y actividad. Para lograrlo, los productos Bellahair serán sus mejores aliados para conseguir esta meta y la salud capilar que toda mujer reclama, ya que son fáciles de aplicar y puedes hacerlo desde la comodidad de tu hogar.

Estamos felices de que en esta guía puedas encontrar consejos y recetas de gran utilidad para fortalecer la salud integral de tu cabello. Nuestra misión es que tu cabellera siempre luzca inigualable y te ayude a complementar tu look de manera perfecta.

Bellahair es un sistema para la hidratación profunda y reparación del cabello que comprende un proceso de evaluación, clasificación y diagnóstico. A la vez, incorpora los métodos de lavado, aplicación, activación, retiro y cauterización de una serie de mezclas con alcalinidad, acidez y elementos hidratantes que garantizan el cuidado y salud de tu cabellera.

Todo esto, ofreciendo al público un tratamiento eficaz para todo tipo de cabello. Siempre considerando los requerimientos del ambiente, los productos apropiados según las características de cada mujer, y lo esencial referido a la buena alimentación para garantizar la salud integral.

Este sistema que presentamos garantiza la hidratación y reparación del cabello por medio de la selección y mezcla de productos naturales, para potenciar la belleza natural conforme a los requerimientos de cada tipo de cabello. De este modo, el brillo y sedosidad es alcanzado gracias a una diversidad de sustancias existentes en el mercado, como un champú para la limpieza profunda, una crema de hidratación continua, además del proceso de aplicación de cada mezcla que se realiza basado en cada diagnóstico.

Esto permite atender a cada persona de acuerdo con su tipo de cabello, y responder todas las dudas que pueda tener en cuanto al cuidado permanente. De allí que sea un placer y una gran responsabilidad para nuestro equipo de trabajo presentar las mejores opciones al público, con el fin de mejorar su calidad de vida y la autoestima de la mujer.

El Cabello

El cabello es uno de los componentes del cuerpo humano más expuesto al ambiente y a las miradas críticas de las personas. Cuando tenemos un cabello bien cuidado somos objeto de miradas cautelosas, discretas e indiscretas; pero cuando somos poco cuidadosas con el cabello, las miradas llegan llenas de juicios y ataques. Es por eso que nuestro cabello se vuelve una carta de presentación en cualquier escenario que nos desenvolvamos.

De la misma manera en la que nuestro vestuario dice mucho de cómo nos sentimos y valoramos, la salud del cabello representa lo mismo. No hay que olvidar que el cabello es la continuación de nuestro cuero cabelludo y está formado por fibras de queratina, por lo que cada pelo tiene una raíz inmersa en el folículo piloso y un tallo que sobresale a la epidermis.

Tipos y forma del cabello

Mucho se ha escrito y se puede encontrar en la literatura en cuanto a los tipos de cabello. Sin embargo, la mayoría de las veces no es fácil definir el que una persona posee, ya sea por sus características morfológicas, el ambiente en el que se desenvuelve, la exposición a los agentes contaminantes, o simplemente por cómo se asume el cuidado del cabello.

Es por eso que esta guía práctica trata de ser lo más sencilla y clara posible, para que el lector o lectora pueda definir su tipo de cabello, decidir qué productos utilizará, y qué alimentación es la necesaria para mantenerse saludable.

En relación a lo planteado, se expone un cuadro que presenta las características comunes de cada tipo de cabello.

Tipos de cabello

Graso:
Es aquel cabello que contiene gran cantidad de grasa, por esto es necesario lavarlo a menudo para mejorar su apariencia. También es importante el uso de los productos adecuados.

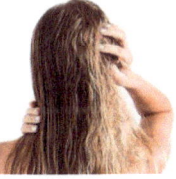

Seco:
El cabello seco se caracteriza por ser quebradizo, sin brillo, y de textura envejecida. Además, es frágil y se quiebra con facilidad.

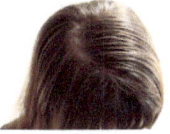

Normal:
Este tipo de cabello se observa en equilibrio natural. Con los productos adecuados se logra que siempre luzca brillante y sedoso.

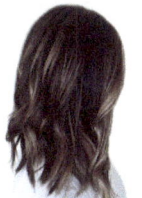

Formas del cabello

Rizado:
Este tipo de cabello adquiere la forma de una "S" de manera natural. Se caracteriza por ser bastante seco, ya que los productos utilizados la mayoría de las veces no llegan completamente a las raíces.

Liso:
La característica de este tipo de cabello es que presenta una estructura lineal de nacimiento. Es brillante y con tendencia grasa.

Ondulado:
Esta forma del cabello presenta rizos ligeros en forma de "S".
Tiende a ser menos grueso que el liso y es propenso a la resequedad.

Con seguridad se podrán encontrar en la literatura otras clasificaciones del cabello. Esto debido a los criterios que se asuman para determinar su tipo, forma o textura. De allí que sea necesario conocer nuestro cabello para tratarlo con los productos adecuados.

Se requiere examinar el cabello de cada persona en particular, porque además de las características naturales, también existen las artificiales, es decir, las que se producen cuando el cabello es tratado con tintes, decoloraciones, técnicas de secado y de corte que provocan que el cabello luzca de una forma determinada.
Todo esto se considera para administrar el tratamiento de Bellahair apropiado para que la persona tenga la apariencia que desea, y con la cual se sienta bien.

En Bellahair nos ocupamos de atender a clientes con cabello graso, virgen, deshidratado, quebradizo, decolorado y quemado. Nuestra misión es devolverle una apariencia sedosa y natural, todo a través de la combinación de tres grandes categorías de mezclas y aplicaciones para cabellos virgen / graso, deshidratado / quemado y decolorado / quebradizo.

El sistema puede ser optimizado con la finalidad de atender las exigencias específicas de cada cliente. Dicha técnica se logra gracias a la adecuación de cantidades y componentes durante la preparación de algunas mezclas, y manipulando algunas variables durante el proceso de aplicación y retiro de las mismas. Por ejemplo, el tiempo de exposición, la cantidad aplicada, la temperatura de los productos, y los instrumentos empleados durante el proceso.

El resultado de la manipulación de variables es la maximización del brillo, suavidad e hidratación de cada tipo de cabello.

Es por ello que el equipo de especialistas de Bellahair está capacitado directamente por Martha Silva, para garantizar que tengan el conocimiento adecuado para la correcta evaluación de cada cabello, así como que la aplicación del tratamiento sea optimo y dar los lineamientos necesario para el cuidado, según las necesidades de cada uno.

Lo que debes conocer en cuanto a la clasificación del cabello

Cabello Virgen y/o Graso:
Este tipo de cabello es el que requiere mayor tiempo de exposición a la mezcla (periodo superior a los 60 minutos). El tiempo puede ser precisado conforme al estado del cabello previo a la aplicación del tratamiento. A menor daño le corresponde mayor tiempo de exposición.

Cabello deshidratados o quemados:
La activación del producto requiere una duración intermedia de 30 a 70 minutos. El tiempo de aplicación debe ser precisado conforme al estado del cabello.
Este tipo de cabello es el que requiere menor tiempo de exposición al producto, superando en muy pocas ocasiones los 50 minutos de exposición al calor.
La metodología de trabajo está relacionada de manera directa al grado de deterioro del cabello, previo a la aplicación del tratamiento. Siendo la prioridad evitar la sobreexposición y proceder con la recuperación gradual suficiente desde la primera sesión, para ver resultados duraderos.

Cabello y Salud

Las personas están expuestas a diferentes tipos de climas, a cambios de temperatura, así como a la contaminación ambiental. Cada uno de estos aspectos puede ocasionar daños a la salud del cabello, además de factores relaciones con el estrés y la falta de una correcta alimentación. Todo esto puede ocasionar la caída del cabello, pérdida de brillo, resequedad, y debilidad capilar.

El cabello está constituido por proteínas, lípidos y agua. Dichos componentes deben estar en perfecto equilibrio en nuestro organismo para mantener una buena salud capilar; de lo contario, se afecta la vitalidad, el brillo, la fuerza y suavidad de este.

Las personas deben consumir alimentos ricos en vitaminas y minerales como, por ejemplo: carnes, pescado, frutas, vegetales, legumbres, yogurt y cereales, entre otros. Sin olvidar que también es necesaria la administración de vitaminas tales como A, B, B1 y C.

Es vital consumir suplementos nutricionales que complementen una dieta sana para lograr la salud integral de cada persona, y por consecuencia el bienestar de su cuero cabelludo. Minerales como el magnesio, fósforo, calcio, zinc y el hierro son fundamentales para dar cuerpo, firmeza y favorecer el crecimiento de la cabellera. Así que para mantenerla saludable y brillante es preciso tener los cuidados necesarios, ya que al igual como sucede con la piel, el cabello también pierde su brillo natural si no recibe los complementos nutricionales adecuados.

Consumir vitaminas, minerales y las proteínas necesarias, acompañado del uso de los productos de calidad que ofrece Bellahair, te ayudarán a lograr la nutrición e hidratación del cabello maltratado.

El cabello como materia viva debe cuidarse por dentro y por fuera, y ese cuidado interior está íntimamente articulado con la alimentación de las personas.

Otros factores que influyen en la salud del cabello son el estrés, el viento, el agua de piscinas, los tintes, el secado, el cloro, el frío excesivo, y las enfermedades. Por todo esto es necesario estar atentas al cuidado permanente y la salud integral.

Para esto, también se recomienda consumir frutos secos, arroz integral, pepino, fresas, algas marinas, aguacates y fresas. Por otra parte, es importante el lavado del cabello llevando a cabo las siguientes recomendaciones:

1. Evitar la acumulación de grasa.
2. Utilizar productos adecuados a cada tipo de cabello.
3. El lavado apropiado debe ser de 2 a 3 veces por semana.
4. Para un buen resultado en el lavado, se debe enjuagar bien el cabello para eliminar grasa y suciedad.
5. Aplicación del champú.
6. Enjuagar con abundante agua fría.
7. Si es necesario, se debe repetir el procedimiento.
8. No frotar el cabello mojado.
9. Masajear el cuero cabelludo para activar la circulación sanguínea.
10. Nuestro tratamiento es termoactivo.

Nota de interés:
En el caso del cabello graso se debe utilizar champú astringente y agua fría, también es importante cepillar el pelo de manera suave para no activar las células sebáceas. En cuanto al cabello seco, es recomendable utilizar hidratantes, así como cremas constituidas por vitamina B o queratina para suavizar las raíces del cabello.

Sin embargo, debemos recordar que el cuero cabelludo es piel y que al negarle hidratación esa piel se va a defender y generar mas grasa, funciona como la piel de nuestro rostro que tenemos una mala creencia de que si es grasosa no necesita hidratación y lo peor es que ocurre el efecto contrario, por lo tanto debemos educar nuestro cabello para hacerlo lo menos graso posible y evitar lavarlo diariamente.

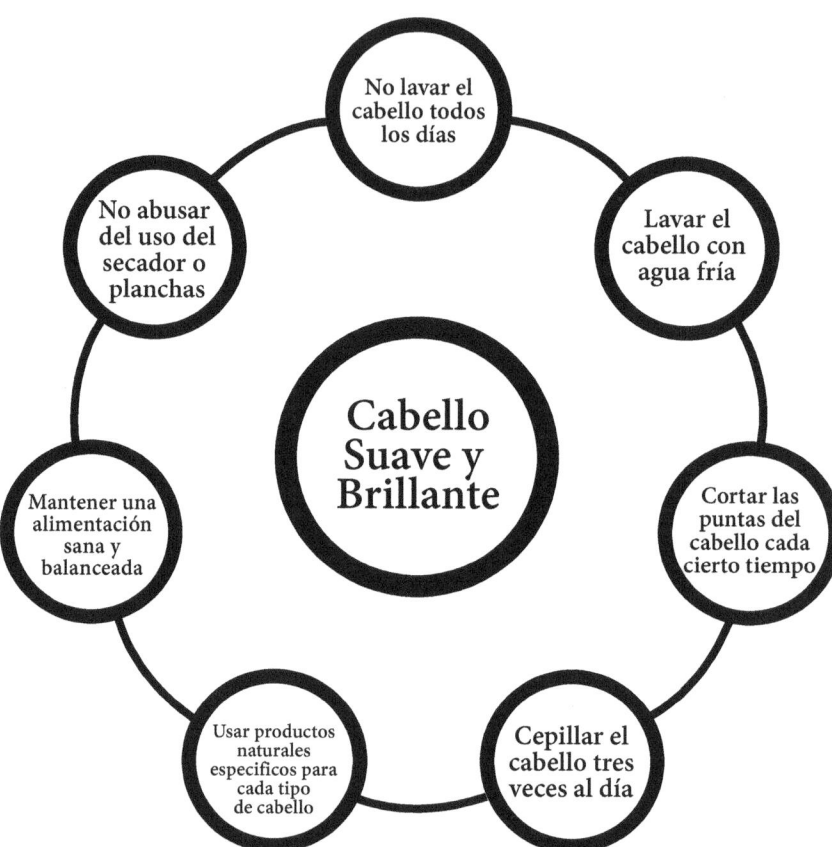

Cabello y Nutrición

Algunos minerales: El cobre que se encuentra en mariscos, nueces y espinacas, oxigena el cuero cabelludo y colabora con la pigmentación del cabello por contener melanina. El hierro presente en verduras como las espinacas, carnes rojas y legumbres, ayuda a la oxigenación del cabello. El azufre presente en carnes blancas permite fortalecer el cabello quebradizo. Asimismo, el zinc que contiene el pescado y las carnes estimulan el crecimiento del cabello. Por otra parte, las almendras, la albahaca, la salvia y el aceite de oliva, poseen antioxidantes por contener magnesio.

Huevos: La yema de huevo contiene gran cantidad de grasa, de allí que sea un hidratante natural, por esto aporta volumen y brillo al cabello al fortalecer el folículo piloso. Por contener Vitamina B12, el huevo es un alimento indispensable para el cuerpo humano y, por supuesto, para la salud y vitalidad del cabello.

Verduras y frutas: Para tener un cabello brillante y sedoso es necesario consumir judías verdes, tomate, brócoli, zanahoria, champiñones y Vitamina B. Las frutas contienen gran cantidad de vitaminas y sales minerales que ayudan a mantener la salud del cuero cabelludo.

Pescado: Este tipo de alimento es rico en proteínas, y algunas especies como el bacalao son generosas en la contribución de selenio, el cual es de gran ayuda para combatir los radicales libres.

Con el tratamiento de Bellahair y asumiendo una dieta adecuada, estarás garantizando la salud de tu cabello lo cual permitirá que puedas contar con mayor tiempo para planificar tus múltiples actividades, sabiendo que con los productos naturales de Bellahair no tendrás que dedicar un tiempo excesivo en el cuidado de tu cabello. Esta es una de las mejores ventajas que te ofrece Bellahair al aplicarte nuestro tratamiento y usar productos naturales de excelente calidad.

Al incorporar estos alimentos a tu dieta estarás fortaleciendo el tratamiento de Bellahair y notarás cómo tu cabello adquiere fuerza, brillo y suavidad. Con la ayuda de Bellahair y adquiriendo hábitos adecuados de alimentación, la salud de tu cabello está garantizada y podrás disfrutar de su suavidad y brillo.
No basta con el champú para dar vida al cabello, es necesario aplicar un tratamiento hidratante y masajear el cuero cabelludo para lograr más brillo, y estimular la circulación sanguínea lo cual es importante para fortalecerlo y hacer que crezca, además de enjuagar con agua fría para sellar la cutícula del cabello.

Alimentos que fortalecen el Cabello.

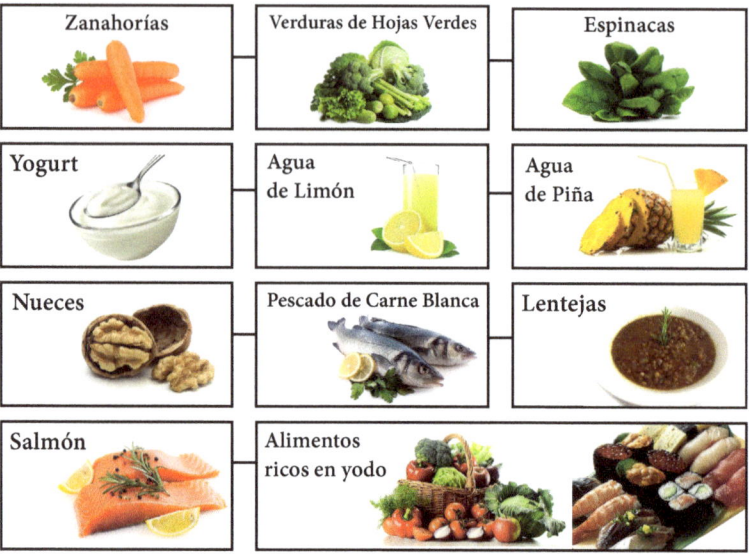

Vitaminas

La Vitamina E es antioxidante, actúa en el sistema inmune previniendo infecciones y previene la degradación de la Vitamina A. Esta se encuentra en semillas de girasol, nueces, maní, cereales, espinacas, brócoli, aceites vegetales.

La Vitamina C se encuentra en las fresas, moras, arándanos, pimiento, brócoli, melón, patata, pero también en los jugos de piña, kiwi, mango y frutas cítricas. Así como en verduras verdes como el repollo y las espinacas.

La Vitamina A se encuentra en el hígado, crema de leche, queso, huevos, carne y leche. También se puede conseguir en zanahorias, remolacha, tomates, pimientos y calabaza.

La Vitamina C es necesaria para el mantenimiento de la capa interna de los vasos sanguíneos, y el equilibrio del tejido celular conectivo a base de colágeno y elastina ubicado en el tejido subcutáneo, que es el que da sostén a las capas celulares cutáneas.

Minerales:
La queratina y el colágeno es imprescindible para la salud del cabello, pero además es necesario el azufre que ofrece consistencia a las uñas y al cabello. Este mineral se encuentra en la cebolla, el ajo, el coliflor, espárragos, pescados y huevos.

El Zinc:
Es otro de los minerales esenciales para sintetizar la queratina. Este se ubica en la capa superficial de la piel, en cabellos y uñas. El mineral encuentra en los granos enteros, nueces, levadura de cerveza, legumbres, mariscos, carne de vaca, cerdo y lácteos. Para evitar el debilitamiento del cabello es necesario el consumo de hierro, que participa en la formación de las células sanguíneas. Este mineral se encuentra en el salmón, atún, hígado, legumbres secas, cereales con hierro, la yema de huevo, carnes rojas magras, ostras, carne de aves y granos enteros.

Proteínas:
Las proteínas participan en la formación de tejidos y órganos, también reponen las células muertas y ayudan a mantener la salud de todo el organismo tanto interno como externo. Algunas proteínas se encuentran en la carne de pollo, cerdo, vaca, cordero, así como el pescado, productos derivados de la leche. En cuanto a los vegetales con alto contenido proteico está la soja.

Ácidos grasos:
Los ácidos grasos u Omega 3 deben ser consumidos por medio de los alimentos, tales como pescados azules, sardinas, salmón, atún, pez espada y la anchoa. Estos ácidos ayudan en la prevención de la resequedad de la piel, debilitamiento de las uñas y del cabello.
Los alimentos, así como los minerales, vitaminas, proteínas y ácidos grasos, son de vital importancia para recuperar y mantener el cabello y la piel saludable.
No es suficiente con adquirir productos costosos para el cuidado del cabello, además es necesario mantener una dieta adecuada compuesta por los alimentos que contienen todos los nutrientes necesarios para lograr tener una cabello suave, sedoso y brillante.

Es realmente sencillo asumir una dieta saludable para el organismo y el cabello, cuando se conoce el daño que ocasionan al cuero cabelludo y al cabello el uso de secadores y planchas. Estos artículos deshidratan el cabello, también los rayos ultravioletas son enemigos de la salud capilar, y el agua en exceso oxida la fibra capilar, por esto importante una dieta adecuada que ayude a combatir todos los estímulos externos que dañan al cabello.

Alimentos que fortalecen la salud capilar

Es necesario el consumo de agua como regla general para garantizar que el cabello luzca fuerte, hidratado y brillante.
Los lácteos contienen una molécula de origen natural llamada histidina, esa molécula también se encuentra en el pescado, huevos y legumbres.

Las semillas de calabaza son un alimento clave para lograr la vitalidad de cabello porque contienen alto contenido de minerales, Vitaminas A y B y biotina. También se pueden consumir semillas de lino, sésamo y girasol.

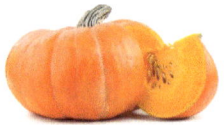 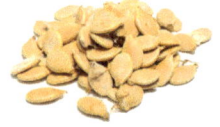 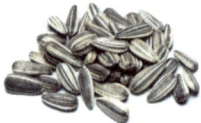

Otro de los nutrientes que necesita tu pelo es vitamina A y otros carotenos fáciles de encontrar en frutas y verduras de color.
Se debe controlar el consumo de café, ya que en exceso puede ocasionar la caída del cabello.
Se recomienda consumir levadura tradicional ya que posee la combinación exacta de aminoácidos y vitaminas del complejo B, que proporcionan al cabello fuerza y cuerpo para su fortalecimiento.
El consumo de productos alimenticios naturales garantiza la salud integral, por eso Bellahair presenta una serie de recomendaciones en cuanto a la alimentación adecuada para lograr una cabellera sana y brillante.

Además, los consejos y recetas para la preparación de mascarillas útiles según cada tipo de cabello. Todo con la garantía de que asumiendo una actitud positiva y comprometida con la salud integral, se podrá lucir un cabello sano que aporte a una presencia impecable.

La elaboración de mascarillas caseras para mejorar el cabello maltratado, actúan en profundidad y de manera más rápida. Es por eso que si su uso se asume de forma constante, los beneficios de los productos naturales ofrecerán un resultado efectivo debido a las propiedades regeneradoras de cada alimento que se ingiera o se aplique en el cabello.

La idea principal de Bellahair es ofrecer opciones para mejorar la salud del cabello, alejándolo de los productos químicos que tanto perjudican el equilibrio natural del cuero cabelludo. Todo esto con el fin de poder realizar el tratamiento pertinente, de acuerdo al daño que exista en cada tipo de cabello, para que luego cada persona pueda, desde la comodidad de su casa, continuar los cuidados permanentes que requiera su cabello.

Bellahair insiste en que cada tratamiento debe estar acompañado de una alimentación adecuada para obtener rápidos y satisfactorios resultados, por esto presentamos los alimentos que no pueden faltar en una dieta:

Producto	Alimento / Efecto
Proteínas y Vitaminas	Para mantener el pelo sano y fuerte debes consumir leche, huevos, carnes, pescado, legumbres, nueces, lentejas y judías.
Minerales	Estos son esenciales para el fortalecimiento del cabello. Se recomienda consumir zumo de remolacha y lentejas. El zinc que se encuentra en el pepino es un aliado para la vida del cabello, al igual que el hierro presente el carnes y vegetales verdes. Por otra parte, el magnesio es ideal para terminar con la fragilidad del cabello, este se puede encontrar en frutos secos, cereales integrales, semillas y hortalizas de hoja verde y legumbres.
Biotina y ácido fólico	Para un metabolismo adecuado son necesarios la biotina y el ácido fólico. Estos están presentes en gran variedad de alimentos como las espinacas, verduras, jugo de naranja, huevos e hígado.
Grasas Vegetales	Las nueces y el aceite de oliva contienen grasas vegetales que hidratan el cabello dándole brillo, evitando su resequedad, y que luzca quebradizo.

Es importante resaltar que cada alimento que se consuma deber ser incorporado a la dieta de forma equilibrada, combinando proteínas, carbohidratos, cereales y grasas. De tal manera que se garantice la irrigación sanguínea correcta para nutrir el folículo piloso que es la zona donde se mantiene el cuero cabelludo.

a.-Por qué usar el aguacate para la salud del cabello: Esta fruta contiene grasas poli-insaturadas, proteínas y minerales que hidratan el cabello, lo cual permite que luzca menos quebradizo.

b.-Por qué usar la yema de huevo: Ayuda a la producción de la grasa natural al contener gran cantidad de proteínas y ácidos grasos.

c.-Por qué usar la miel: Evita la aparición de la caspa y previene infecciones bacterianas por ser es rica en antioxidantes, y tener propiedades antibacterianas.

d.-Por qué aplicar aceite de oliva en el cabello: Este producto es antioxidante y tiene propiedades humectantes.

e.-Por qué emplear el limón: Esta fruta fortalece el cabello por su alto contenido en Vitamina C .

Tratamientos naturales para lograr un cabello suave, lleno de vida y brillante.

Siendo el cabello uno de los atributos más hermosos con los que cuenta la mujer, este debe ser tratado con los cuidados y productos adecuados. Todo esto, siempre debe acompañarse de una alimentación adecuada, ya que la salud del cabello se debe considerar desde adentro hacia afuera.

Es por eso que en Bellahair se insiste en la utilización de alimentos y productos naturales para revitalizar y fortalecer el cabello, ya que estos no ocasionan ningún daño en la salud de las personas.

En consecuencia, el propósito es restaurar la vida del cabello siguiendo una correcta dieta alimenticia, además de los tratamientos y consejos prácticos que Bellahair coloca en sus manos de la manera más sencilla y accesible, para que todas las mujeres, a pesar de sus responsabilidades diarias, puedan estar al tanto del cuidado integral de su cuerpo.

Haciendo énfasis en el cuidado capilar, los tratamientos naturales son esenciales para ofrecer suavidad y brillo al cabello que está expuesto a productos químicos, calor y frío excesivos. Además, otro beneficio es la economía que representa el uso de tratamientos naturales, ya que estos pueden ser aplicados en la comodidad del hogar, y garantizan resultados alentadores que elevan la autoestima de la mujer, permitiéndole tener más tiempo libre para dedicar a otras ocupaciones e intereses.

Para lograr un brillo radiante en tu cabello se recomienda aplicar la siguiente mezcla: Une dos cucharadas de miel caliente con dos cucharadas de aceite de oliva, una yema de huevo y el jugo de un limón. Aplica en todo el cabello y deja actuar por 20 minutos, y luego enjuaga y lava con un champú suave y adecuado al tipo de cabello.

La Mayonesa: Mezclar aceite de oliva, una cápsula de Vitamina E y aceite de ricino. Las cantidades dependerán de la longitud del cabello. Aplicar en todo el cuero cabelludo y dejar actuar por 30 minutos. Luego lavar el cabello con champú y agua tibia. Este procedimiento puede repetirse una vez por semana.

Papaya (Lechoza) y plátano: Tomar porciones de papaya, plátano, aceite de oliva, yogurt y miel dependiendo del largo del cabello. Mezclar todos los ingredientes en una licuadora. Luego aplicar en todo el cabello y colocar un gorro en la cabeza que conserve esta mezcla. Dejar actuar por 20 minutos. Posteriormente, lavar el cabello con champú y abundante agua.

Aceite de oliva y miel: Mezclar estos ingredientes en cantidades iguales. Aplicar frotando suavemente en todo el cuero cabelludo, y dejar actuar por 20 minutos. Luego lavar el cabello con agua tibia y dejar secar de forma natural.

Aloe vera: Para el cabello maltratado aplicar una mezcla de tres cucharadas de cerveza, unos trozos de aloe de vera y tres cucharadas de aceite de oliva, Mezclar bien estos ingredientes, machacando el aloe vera, y luego aplicar el contenido en las puntas del cabello. Dejar actuar por 30 minutos y luego lavar el cabello con champú.

Limón: Para hidratar el cabello: Mezclar por cada cucharada de aceite de coco dos cucharadas de jugo de limón. Aplicar esta mezcla en todo el cabello, dejar actuar por 20 minutos y luego enjuagar con el champú apropiado. Posteriormente, secar el cabello de forma natural.

Huevo: Para reparar las puntas del cabello, mezclar dos cucharadas de aceite de oliva, un huevo y una cucharada de miel. Luego aplicar en las puntas del cabello y dejar actuar por 30 minutos. Posteriormente, lavar con agua tibia y champú para cabello maltratado, y dejar secar de forma natural.

Tips necesarios para tener un cabello saludable

En este apartado, la autora de esta guía didáctica te ofrece diferentes tips que te permitirán apropiarte de información segura y confiable, que es resultado de estudios y años de experimentación llevada a cabo a través de Bellahair, y por manos de su investigadora y creadora, Martha Silva, quien enfocada en la salud y belleza del cabello, procura que la mujer de este siglo pueda ofrecerse los cuidados necesarios, luego de la aplicación de su tratamiento Bellahair realizado con productos de excelente calidad y de origen natural, que lejos de dañar el cabello le dan vida garantizando una apariencia suave, sana y brillante.

Estos tips son los que le damos a nuestras clientes cada vez que se aplican nuestros tratamientos Bellahair:

1. Utiliza el baño de crema o acondicionador con el cabello seco, antes de ser lavado, solo por 15 minutos (no es necesario más tiempo ya que lo saturas y deja de ser un beneficio)

2. Lavar el cabello como de constumbre, con champú hidratante, enfocándose en la raíz.

3. Lavar el cabello con agua fría, o en su defecto, que el ultimo lavado sea con agua fría, a fin de conseguir mayor hidratación, fortificar y hacer que el cabello luzca más brillante.

4. Evitar a toda costa el uso del agua caliente ya que esta contribuye a la caída del cabello y la resequedad del cuero cabelludo.

5. Evitar lavar el cabello todos los días.

6. Evitar el uso de calor extremo, como el de la plancha o secador con el cabello húmedo, en el caso de la plancha hace que el cabello se quiebre, lo que genera un debilitamiento de la hebra y eventualmente su caída.

Recomendaciones para tener un cabello sano y con vida:

1. Lavar el cabello con agua fría para dar brillo y sellar las cutículas. De este modo se estimula la irrigación sanguínea y se favorece el crecimiento del cabello.

2. Limitar el uso de secadores y planchas. Esto facilita el resecamiento del cuero cabelludo, abre las puntas y quema el cabello. Lo que provoca un aspecto descuidado al observarse el cabello con puntas quemadas, amarillentas y con falta de brillo. Si aplicas calor en el cabello, siempre debes usar un protector.

3. El cabello no se debe lavar todos los días ya que pierde su grasa natural.

4. Para mantener el cabello con brillo debes aplicar al menos una vez a la semana productos naturales tal como te recomendamos en esta guía, siempre de acuerdo a tu tipo de cabello.

5. Es importante cortar el cabello cada dos meses.

6. Además, es imprescindible lograr una dieta adecuada que garantice la vitalidad del cabello, por ello se deben consumir frutas, semillas, pescado, lácteos y carnes de forma balanceada, así como necesario el consumo de agua natural y saborizada con piña y limón.

7. Cepillar el cabello de 15 a 20 veces en la mañana y la noche es importante para desenredar y/o garantizar su crecimiento. También este proceso ayuda a la circulación de la sangre y darle más brillo al cabello.

Recomendaciones para el tratamiento de la caspa

1. Utilizar el vinagre ya que por sus ácidos naturales ayuda a controlar el PH del cuero cabelludo, y así eliminar la caspa. Esta mezcla se realiza al combinar igual cantidad de agua y vinagre de manzana. Todo esto se coloca en un rociador y se aplica en todo el cuero cabelludo. Luego se realizan suaves masajes, y se deja actuar por toda una noche. Finalmente, se debe enjuagar con abundante agua fría al día siguiente.

2. Agregar al champú diez gotas de aceite esencial de árbol de té, y usarlo a diario hasta que desaparezca la caspa.

3. El bicarbonato es excelente para la desaparición de la caspa. Para lograrlo se recomienda agregar una cucharada al champú, o aplicar directamente al cuero cabelludo esperando que actúe por 8 minutos. Luego enjuagar con abundante agua fría y dejar secar el cabello de manera natural.

4. El aloe vera contiene propiedades antimicóticas y antimicrobianas, para utilizarlo se debe frotar con trozos de aloe vera el cuero cabelludo y dejar actuar por diez minutos. Luego se debe enjuagar el cabello con abundante agua fría y dejar que el cabello se seque de forma natural.

5. La aplicación del jugo de limón sobre el cuero cabelludo ayuda a controlar y eliminar la caspa por el contenido de ácidos naturales que previenen infecciones cutáneas. En este caso, combina partes iguales de jugo de limón y de agua.

Esta mezcla se debe poner en un rociador y aplicar en el cabello dividiéndolo por partes, para llegar hasta el cuero cabelludo y tener mejores resultados.
Luego, dejar que actúe por diez minutos. Posteriormente aplicar el champú, enjuagar con abundante agua fría y dejar secar.

6. Los ácidos grasos del aceite de oliva eliminan las células muertas. Para usarlo, se deben calentar tres cucharadas de este aceite, luego aplicarlo en todo el cabello, y dejar actuar toda la noche. Al día siguiente, lavar el cabello con champú y abundante agua fría, y dejar que se seque de manera natural.

Alimentos que no se deben consumir

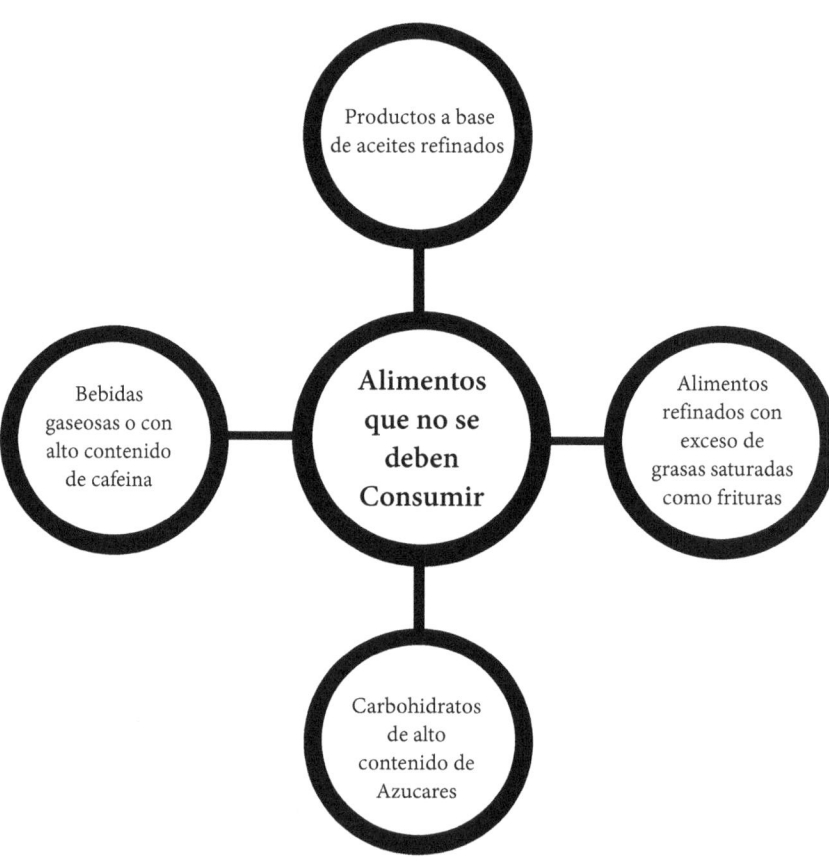

¿Qué usar para prevenir la caída del cabello?

1. Cortar la aloe vera en trozos de manera horizontal, y aplicarlo directamente en todo el cuero cabelludo. Dejar actuar por 8 minutos, luego enjuagar y lavar con abundante agua.

2. Las almendras son gran fuente de proteína por ello su aceite es excelente para la caída del cabello. Para llevar a cabo el tratamiento se recomienda colocar unas 4 o 5 gotas de este aceite en la mano, y frotar todo el cuero cabelludo con suaves masajes dejar que actué por 5 minutos. Luego retirar.

3. El té verde actúa fortaleciendo el cabello y de esta manera evita su caída. Hacer una infusión del té y cuando se enfríe, aplicar al cuero cabelludo. Esto tratamiento se puede realizar dos veces a la semana.

4. La remolacha contiene betabel, sustancia que se constituye por minerales y vitaminas que fortalecen el cabello. Para su correcto uso se debe abrir una raíz por la mitad, y aplicar directamente en el cuero cabelludo. Posteriormente, dejar actuar por treinta minutos. Luego lavar el cabello con abundante agua fría, y aplicar el champú de acuerdo al tipo de cabello.

5. El uso del aceite de romero para tratar la acidez del cabello ofrece excelentes resultados. Este se aplica directamente al cuero cabelludo con masajes potentes para estimular la irrigación sanguínea, y así fortalecer los folículos pilosos. Dejar actuar por diez minutos y lavar el cabello con champú y abundante agua fría.

6. La clara de huevo contiene gran cantidad de proteínas que fortalecen el cabello. Batir cuatro claras de huevo colocar en el cuero cabelludo y dejar actuar por diez minutos. Luego lavar con abundante agua fría y champú. Posteriormente, dejar secar el cabello en ambiente natural.

7. El cabello debe ser peinado con peines de dientes anchos para evitar que se rompa con facilidad. También es importante peinarse de abajo hacia arriba con la finalidad de desenredar las puntas, y evitar que los estirones debiliten el cabello.

8. La fibra del cabello debe ser tratada con delicadeza para no romperla. De este modo, se logrará que crezca más rápido al estimular su estiramiento.

9. Evitar el uso de agua caliente al momento de lavarte el cabello, se les recomienda bajar la temperatura, hasta llegar a la ideal, ya que sera beneficioso para el cabello y la piel.

Productos naturales para el cabello seco

- **El aguacate** es fundamental para lograr la suavidad del cabello, esto por componentes antioxidante que posee.
- **Un Producto natural** realmente importante para el cabello seco es la miel, esto por eliminar toxinas y regenerar el cabello.
- **El aloe vera** por sus propiedades cicatrizantes impiden el paso de sustancias toxicas al foliculo. PilosoMiel: Limpia y elimina las toxinas, regenerando así el cabello graso.

Productos naturales para el cabello con puntas abiertas

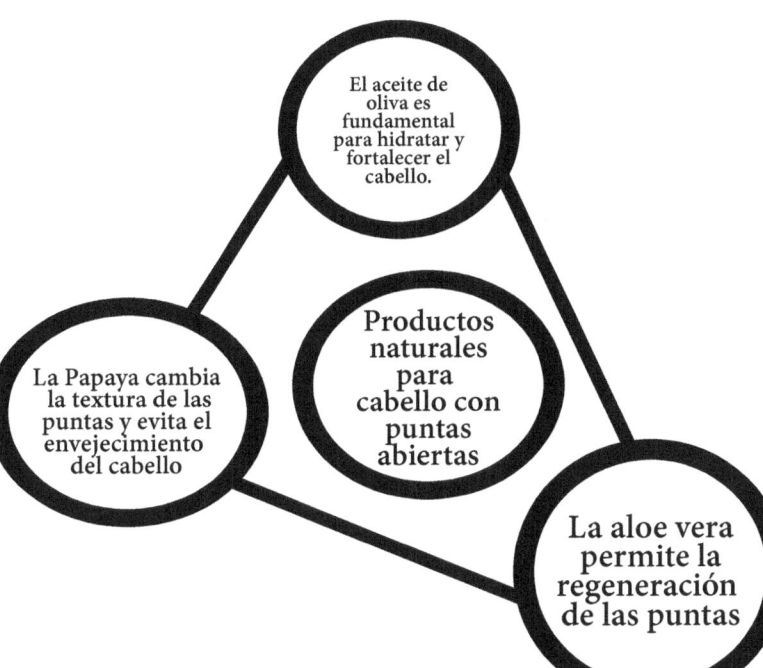

Productos naturales para el cabello Maltratado

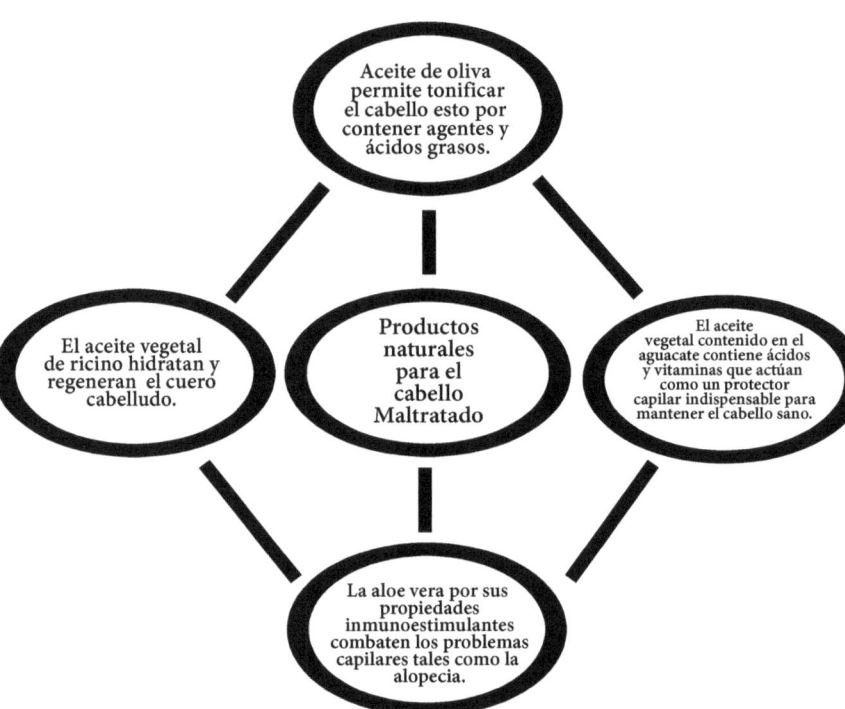

Consejos Prácticos:

Cabello graso:
· En un recipiente colocar una taza de agua e introducir dos hojas de cola de caballo secas y hervir por 5 minutos. Luego dejar reposar por 15 minutos y aplicar en el cabello luego del champú, con el cabello aún húmedo.

· Mezclar un cuarto de taza de vinagre de manzana con dos tazas de agua, después realizar mansajes suaves en el cuero cabelludo para prepararlo a recibir esta mezcla.

· Licuar la pulpa de tres hojas de aloe vera, dejar reposar por 10 minutos y luego aplicar en el cabello. Dejar actuar por 30 minutos, y enjuagar con abundante agua.

· Preparar en una taza de agua hervida una infusión de te de menta. Cuando este frío, agregar 2 cucharadas de vinagre de manzana e incorporar al cabello con suaves masajes en el cuero cabelludo.

Cabello seco:
· Mezclar en un recipiente miel de abeja, un aguacate bien maduro y una yema de huevo. Colocar esta combinación en todo el cabello y dejar actuar por 30 minutos. Posteriormente, lavar el cabello como de costumbre.

· Colocar en un recipiente la yema de un huevo, agregar tres cucharadas de aceite de oliva, e incorporar el jugo de un limón hasta lograr una consistencia cremosa. Dejar actuar por 20 minutos en el cabello húmedo y después lavar con abundante agua.

· En un recipiente calentar tres cucharadas de aceite de oliva. Cuando entibie aplicar en todo el cuero cabelludo con la yema de los dedos y colocar el aceite.

Consejos Prácticos:

Para todo tipo de Cabello:
· Mezclar media taza de agua y media taza de leche. Colocar la combinación en un envase tipo spray, y aplicar al cabello. Dejar actuar por 30 minutos. Luego lavar el cabello y aplicar el enjuague.

· Colocar en un recipiente canela en polvo y agregar agua hirviendo. Dejar reposar por 20 minutos y añadir dos cucharadas de miel luego de que el ayuda este fría. Finalmente, aplicar en todo el cabello dejando actuar la mezcla por 40 minutos, y enjuagar con agua tibia.

· En un envase mezcla r dos cucharadas de miel, una taza de leche y tres fresas trituradas. Colocar esta mezcla en el cabello, envolverlo en una toalla y dejar allí por dos horas. Luego lavar con abundante agua.

Bellahair

Este material didáctico fue elaborado por Martha Silva, soy estilista venezolana radicada en Miami creadora de la fórmula Bellahair, con la cual he logrado un lugar destacado en el mercado estadounidense, así como en otros escenarios en países como Venezuela, México, Colombia, Chile, Argentina, España y Panamá. Bellahair es un tratamiento de hidratación 100% natural y orgánico, que es aplicado por expertos conocedores de estos productos naturales. En solo tres horas, el propósito de este tratamiento de Bellahair permite que el cabello recupere su hidratación y su suavidad, al tiempo que ayuda a fortalecer la raíz y evita su caída excesiva.

Esta fórmula no es un desriz, pero sí suelta la onda del cabello, permite que cada nutriente necesario para el crecimiento del cabello penetre cada hebra, restaurando las condiciones de los tejidos que conforman el cabello, el cual ha sido expuesto a las inclemencias del clima así como a productos químicos y al calor de instrumentos de belleza y de los rayos solares.

Con Bellahair la diferencia se siente inmediatamente, hasta el cabello más dañado, bien sea por el uso constante de secadores, planchas y decolorantes, recupera su brillo en tan sólo horas y lo mejor es que, pasados los meses la cabellera sigue brillante y suave.

El cambio es inmediato y los resultados se observan por meses. Para llegar a la fórmula final de Bellahair, desarrollé investigaciones durante varios años y como resultado de la experimentación obtuve productos naturales para la hidratación de todo tipo de cabello y sanar el cuero cabelludo.

Tras esos largos años de investigación, creé la fórmula final, que ya ha sido probada por miles de mujeres en el sur de la Florida, en Nueva York, Santiago de Chile e incluso en Canadá. Muchas de ellas son artistas de origen latinoamericano quienes avalan dicho tratamiento y hoy representan la mejor evidencia de los excelentes resultados de Bellahair.

Luego de esos años de estudio, investigación y experimentación para la creación de Bellahair, presento a su consideración esta guía con consejos prácticos, recomendaciones, tips y recetas para lograr que la mujer de hoy pueda ahorrar tiempo y recursos; ocupándose con mayor empeño en el mantenimiento de su cabello; tiempo necesario para desarrollar otras actividades y la atención de la familia. Asimismo, es importante destacar que existe un equipo de trabajo altamente comprometido que está dispuesto a atender a las personas que así lo soliciten no solo en EEUU sino el cualquier región de América latina y el Caribe.

Los contactos se pueden hacer por Instagram @bellahair_internacional y nuestra página web: www.marthasilvabellahair.com

Finalmente, asumo junto a ustedes como creadora de Bellahair el compromiso de estar acompañándolas en este encantador camino de la belleza femenina tan necesaria para poseer confianza y seguridad en todas las metas que nos proponemos en cada faceta de nuestra vida; estamos a su orden para ofrecerle la asesoría, distribución y aplicación de los mejores productos naturales de Bellahair para el cuidado de su cabello con calidad demostrada en las imágenes de nuestras clientes satisfechas.

Bellahair es un tratamiento natural a base de extractos de Omega 3, quínoa, manzana verde y aminoácidos, los cuales eliminan la onda de tu cabello en un 90 % seguido de eso se aplica una hidratación intensiva con nuestro Bellahair a base de quínoa y Omega 3 entre sus principales nutrientes. Luego se cauteriza el cabello y usa la máquina Split-Ender Pro la cual elimina todas las horquetillas u orzuelas que están a lo largo del cabello justamente sin afectar el largo de este; esta técnica solo se encarga de limpiar y pulir, es un tratamiento aproximadamente de 3 horas donde te relajas y disfrutaras de atención vip, por parte de nuestro equipo de especialistas.

Para mayor información acerca de nuestros servicios:
Y contactar a algunos de nuestros especialistas, puedes ingresar a nuestro instagram @bellahair_internacional, donde además de ver los testimonios de nuestras clientes felices y el resultado de nuestro trabajo, podrás enviar un mensaje directo (DM) indicando la ciudad y país donde te encuentras y de inmediato se les enviará el numero de contacto que corresponda, una vez contacten al especialista el les indicará los pasos a seguir, les dará información certera y les responderán todas sus dudas.

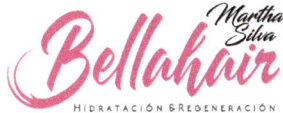

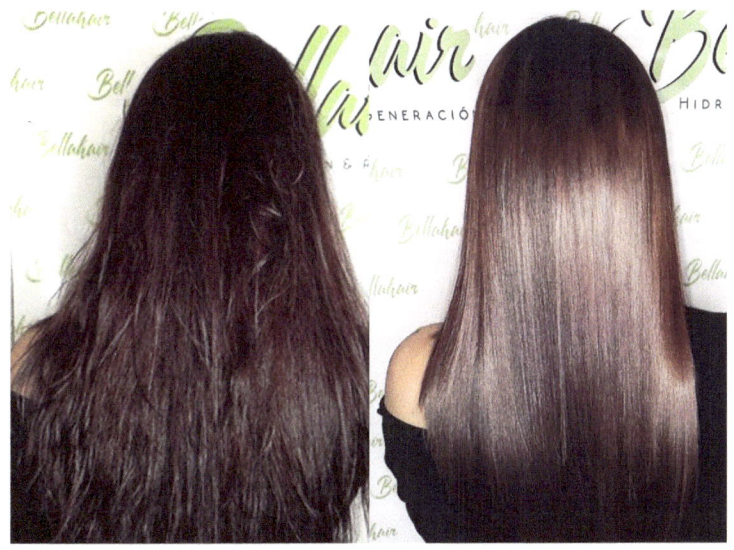

Antes y Después

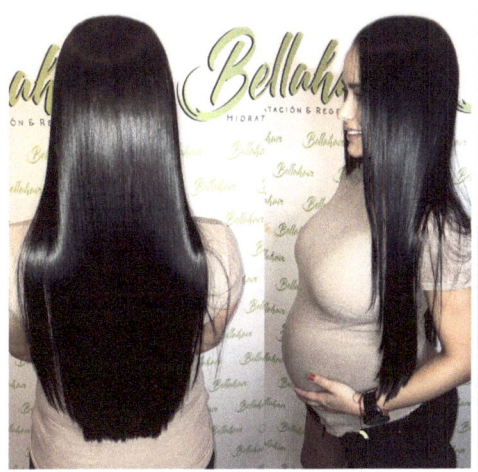

Bellahair es seguro para mujeres embarazadas

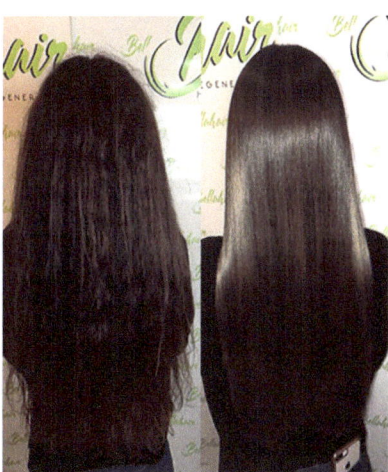

Antes y Después

Testimonios de Clientes con cabellos exigentes:

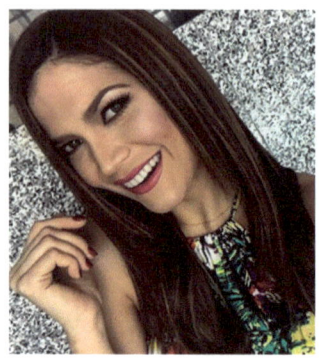

"Ly Jonaitis"

Lidymar Carolina Jonaitis Escalona, mejor conocida como Ly jonaitis, presentadora de televisión modelo y ex reina de bellaza con mas de 15 años de exitosa carrera profesional en el mundo del extretenimiento.

"Emito estas palabras con la intención de destacar y reconocer las excepcionales virtudes y capacidades extraordinarias como Hair - Stylist de la estilista venezolana Martha Silva.

Martha Silva está en el "Top" de los profesionales en su área de experticia, es una estilista que maneja los mejores tratamientos de hidratación y que ha aportado significativamente a la industria de la belleza, pero también del entretenimiento, a través de sus insuperables e inmejorables fórmulas de restauración y humectación y mejoras del cabello.

Bellahair es una fórmula de materiales orgánicos, creada por Martha Silva esta fórmula me ha favorecido enormemente, y restaurado la vitalidad, fortaleza, hidratación y suavidad de mi cabello.

Martha Silva ha sido pieza fundamental del éxito de mi trabajo, no hay artista que pueda prescindir de los servicios de un estilista y Martha Silva es la estilista que está detrás de mi Look y por supuesto, de mi éxito y trascendencia como artista".

Testimonios de Clientes con cabellos exigentes:

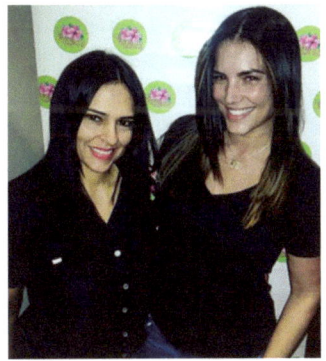

"Gaby Espino"

María Gabriela Espino, mejor conocida como Gaby Espino, actriz, animadora y modelo venezolana con mas de 21 años de carrera artística a nivel internacional.

"Martha es una artista del estilismo, es una profesional con altísimo potencial, que me ha demostrado que en ocasiones la fama y el renombre no necesariamente están asociados con ser un buen profesional. Martha cultiva su éxito en la confianza que sus clientes le entregan a ojos cerrados.

Martha tiene cualidades únicas que no he visto en ningún otro estilista, de todas esas cualidades puedo destacar que trabaja con pasión, entrega y sobre todo con mucha responsabilidad. Se toma el tiempo de estudiar la textura del cabello, y de encontrar una fórmula o el tratamiento correcto dependiendo de las necesidades.

Asimismo doy fé de la disposición que tiene Martha Silva de estar en constante evolución es una profesional, que a pesar del reconocimiento y la fama que tiene no escatima en seguir preparándose y capacitandose en nuevas técnicas de estilismo".

Testimonios de Clientes con cabellos exigentes:

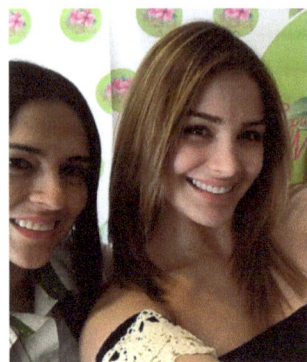

"Migbelis Castellanos"

Migbelis Castellanos, modelo presentadora de televisión y ex reina de belleza con más de 10 años de carrera artística.

"Martha es una estudiosa del estilismo se dedica a cultivar conocimientos que luego pone de manifiesto en cada uno de sus distinguidos trabajos. Martha ha sido indispensable para el ejercicio de mi profesión ha sido pieza clave en las actividades tan exigentes que debo enfrentar diariamente, Martha me ha acompañado como mi estilista exclusiva.

Juntas trabajamos en la elección final de miss Carabobo rumbo al miss Venezuela 2014, Mayo 2014, Más allá de la Belleza Sept 2014, Programa de televisión en Venevisión Plus, preparación para el cuidado del cabello camino al miss universo 2014, Dic 2014.

A través de su fórmula Bellahair ha rescatado la cabellera de modelos y actrices, reconocidas internacionalmente, que pueden emitir su mayor reconocimiento y agradecimiento al excelente trabajo de Martha.

Las fórmulas de Martha revitalizan, fortalecen, restauran, a portan brillo, abundancia y una apariencia definitivamente impactante al cabello. Yo he sido testigo y tambien beneficiada de los increíbles métodos de estilismo que aplica Martha".

Testimonios de Clientes con cabellos exigentes:

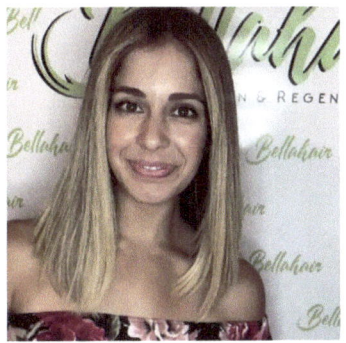

"Carmen Aub"

Carmen Abud, actriz mexicana con más de 20 años de carrera profesional tanto en la televisión mexicana como estadounidense.

"Martha sin duda tiene todas las virtudes y conocimientos necesarios no solo para plasmar su arte como estilista en cada trabajo que hace. Sino también, porque es capaz de manejar la necesidad de la producción, adaptarse a los tiempos, a las exigencias de esta industria que suelen ser sumamente exigentes. Martha tiene una cualidad única que no he podido encontrar en otra estilista, y se trata de la capacidad que tiene de restaurar las cabelleras que han sido gravemente dañadas por los químicos y colorantes. Personalmente he sido beneficiada por la formula "Bellahair" que Martha Silva trajo a mi país natal México, y que se ha convertido en el alivio de cientos de mujeres, sobre todo de la industria del entretenimiento que han visto solución a los graves daños que los tratamientos de peluquería han causado en sus cabellos.

Martha ha logrado hacer de mi cabello tenga una presencia envidiable. Que me ha permitido impactar en mis seguidores y convertirme en una tendencia, en un punto de referencia para las mujeres en materia de belleza".

Testimonios de Clientes con cabellos exigentes:

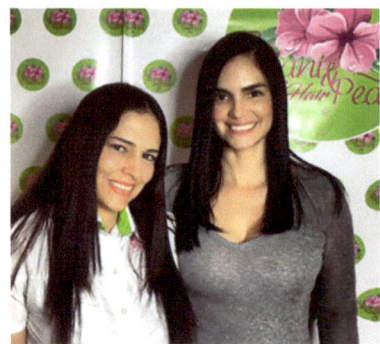

"Scarlet Ortiz"

Hevis Scarlet Ortiz Pacheco, mejor conocida como "Scarlet Ortiz", actriz, modelo, exreina de belleza y presentadora de televisión como más de 20 años de carrera artística tanto en Venezuela, como en Colombia, República Dominicana, Perú, México, Argentina y Estados Unidos.

"Martha tiene cualidades únicas que no he visto en ningún otro estilista. De todas esas cualidades puedo destacar que trabaja con pasión, entrega y sobre todo con mucha responsabilidad. Se toma el tiempo de estudiar la textura del cabello, y de encontrar la fórmula o el tratamiento correcto dependiendo de las necesidades. Asimismo, doy fe de la disposición que tiene Martha Silva de estar en constante desarrollo profesional, que a pesar del reconocimiento y la fama que tiene, no escatima en seguir preparándose y capacitándose en nuevas técnicas de estilismo."

Testimonios de Clientes con cabellos exigentes:

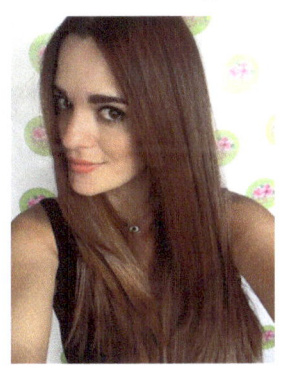

"Sabrina Seara"

Sabrina Seara, actriz y modelo Venezolana con más de 10 años de trayectoria en plataformas internacionales como Venezuela, Colombia, Centro América, México y Estados Unidos.

"Martha ha sido capaz de restaurar mi cabello, sanarlo, regresarle la belleza y sobre todo la fortaleza. Su producto "Bellahair" es simplemente milagroso, y ha sido el único capaz de devolver la vitalidad a mi cabello que suele estar sometido a procedimientos muy dañinos.

En mi caso en particular, únicamente confió mi imagen y mi estilo a profesionales del estilismo de la talla de la extraordinaria Venezolana Martha Silva, Quien a estado encargada de mi estilismo durante los ultimos cinco (5) años, y quien a logrado que mi imagen y estilo se conviertan en vanguadia e influencien a millones de mujeres que siguen mi trabajo".

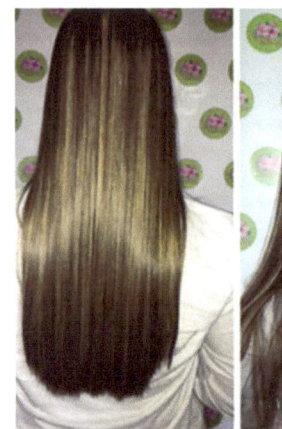
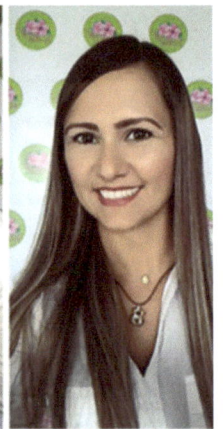
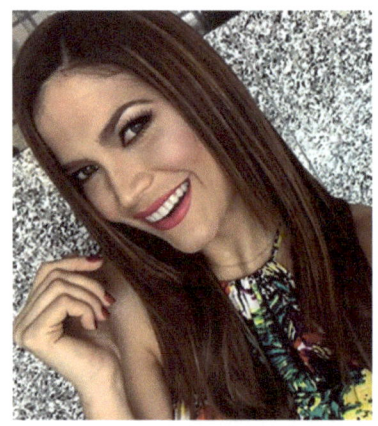
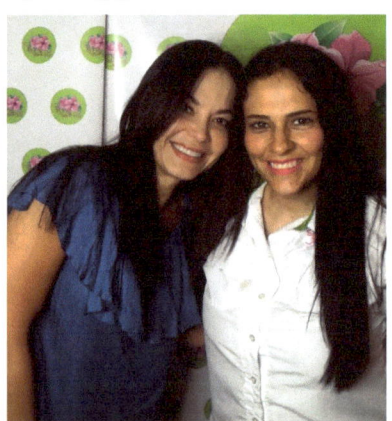
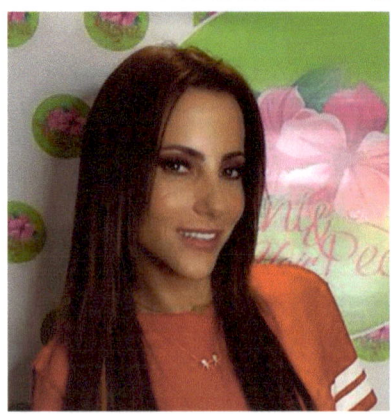
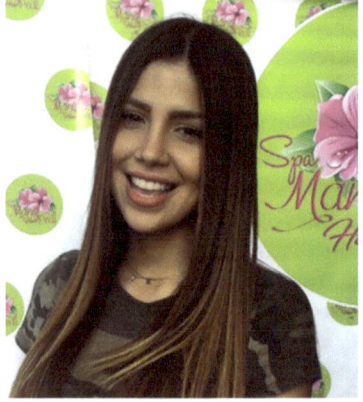

Plantas que ayudan al fortalecimiento capilar

Aloe vera
El aloe vera tiene dieciocho aminoácidos esenciales en la formación de proteínas y vitaminas como:
A, C, E, B1, B2, B3, B6, B12 y B13.
También tiene más de veinte minerales, Por sus propiedades hidratantes, el aloe vera tiene una acción regenerativa, de curación, lubricación, hidratación y nutrición. Se utiliza a menudo para fortalecer los mechones de pelo y tratar la caída del cabello.

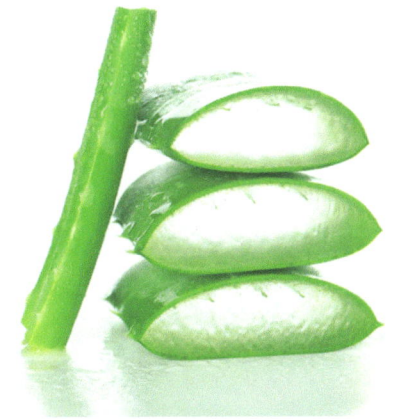

Jaborandi
El extracto de jaborandi activa la circulación sanguínea, lo que conduce a una mejor oxigenación y nutrición de las raíces. Por lo tanto, estimula el crecimiento del cabello, ayuda en la renovación del cabello.
Se ha demostrado que fortalece y previene la pérdida de cabello debido a que sus propiedades actúan de forma natural en el cuero cabelludo.
El jaborandi es rico en pilocarpina, una sustancia que actúa sobre el cuero cabelludo estimulando el crecimiento y previniendo la caída de los pelos.

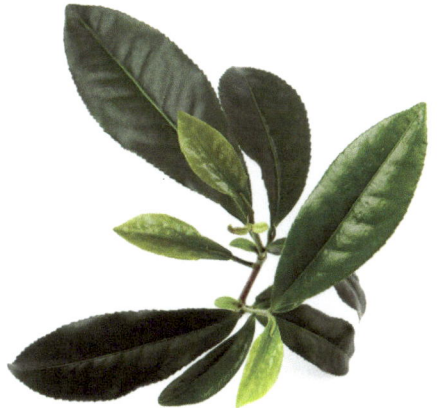

Romero

El romero contiene propiedades estimulantes, antisépticas, tónicas, astringentes y cicatrizantes.

El aceite esencial de romero promueve el crecimiento del cabello y es eficaz en el tratamiento de la caspa, el picor de la piel del cuero cabelludo y la descamación.

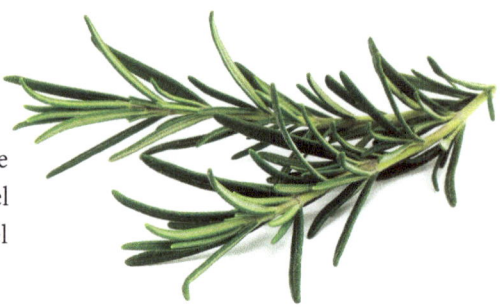

Jengibre

El jengibre tiene acción antiinflamatoria, importante para prevenir la pérdida de cabello. Se puede comer como una especie, añadiéndola a los alimentos.

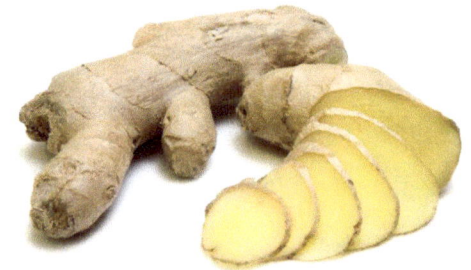

Otras plantas y sus beneficios para el cabello

- Alcachofas: Ayuda al crecimiento.
- Albahaca: Repara daños.
- Hoja de morera: Ayuda a reforzar.
- Árnica: Fortalece y da brillo.
- Culantrillo: Anticaída.
- Caléndula: Fortalece el cabello, buena para el pelo seco.
- Capuchino: Fortalece el cabello y estimula su crecimiento.
- Castaño de la India: Para la caída del cabello, fortalece.
- Cola de caballo: Tónico para el cabello.
- Malva: Fortalece el cabello.
- Mejorana: Oscurece y fortalece el cabello.
- Perejil: Fortalece y da brillo.
- Salvia: Oscurece y fortalece.
- Sándalo: Oscurece y fortalece.

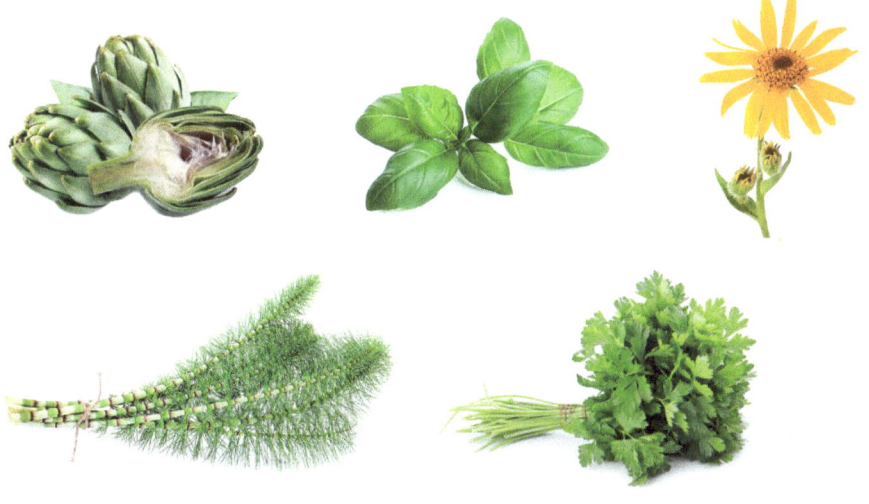

Recetas de mascarilla fortalecedora y potenciadora para el cabello

Mascarillas de Aguacate!
Propiedades nutricionales del aguacate

Es rico en ácidos grasos poliinsaturados. Las también conocidas como grasas buenas, son imprescindibles para la vida humana.
Alto contenido en minerales. magnesio, zinc, potasio, hierro, fósforo, calcio y sodio.
Vitaminas, es especialmente rico en vitaminas C, B5 y B3, pero también contiene vitaminas B2, B1 y A.

Beneficios que aporta el aguacate al Cabello

La razón es la elevada presencia de nutrientes como las vitaminas antioxidantes, encargadas de frenar el envejecimiento celular, ayuda a revitalizar los pelos maltratados por el tinte, quemados o dañados

- Recupera su vitalidad
- Refuerza las fibras de queratina y los folículos pilosos
- Hidratan intensamente y aportan suavidad
- Desencrespa el cabello y restaura la vitalidad de los rizos.
- Cierra las puntas abiertas
- Se puede combinar con otros ingredientes naturales como mayonesa, miel huevo, plátano, yogur, aceite de oliva, aceite de aguacate, aceite de almendras, aloe vera, etc.

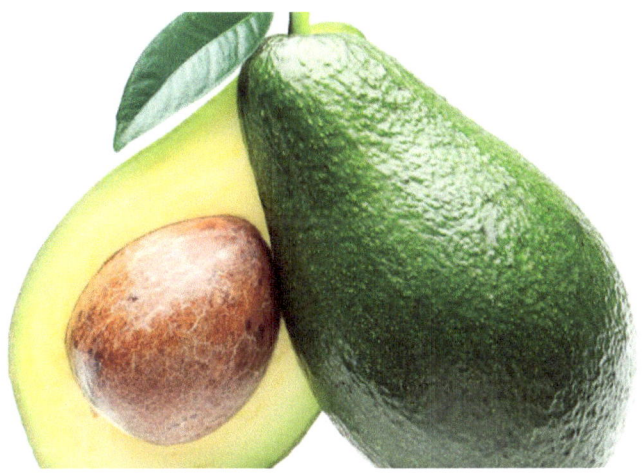

A continuación algunas recetas y combinaciones distintas con el aguacate:

1. Mascarilla de aguacate con miel y aceite de oliva para el cabello seco

El aceite de oliva hidrata profundamente tanto a las fibras capilares como a los folículos pilosos. Si sufres de un cabello seco, es la mejor forma de restaurarlo.

Ingredientes:

- Un bol de vidrio para mezclar los principios activos.
- Una cuchara o una espátula para la mezcla.
- Una toalla
- Un fruto de aguacate.
- Miel
- Aceite de oliva.
- Agua tibia.

1. Parte el fruto de aguacate por la mitad y obtén la pulpa con la cuchara pequeña.
2. Tritura la pulpa hasta que quede una pasta y añade el aceite.
3. Mézclalo todo con una cucharada sopera de maiel y remuévelo hasta obtener una mezcla homogénea.

Aplicación:

1. Humedece tu pelo con agua tibia.
2. Extiende la mascarilla uniformemente, desde la raíz del cabello hasta las puntas, realizando suaves masajes con la yema de los dedos
3. Envuelve el cabello toalla húmeda para que no gotee.
4. Una vez hecho esto, deja que los ingredientes actúen durante unos 25 minutos.
5. Enjuagar bien con tu champú habitual.
6. Sigue este proceso 1 ó 2 veces por semana, en función de tus necesidades.

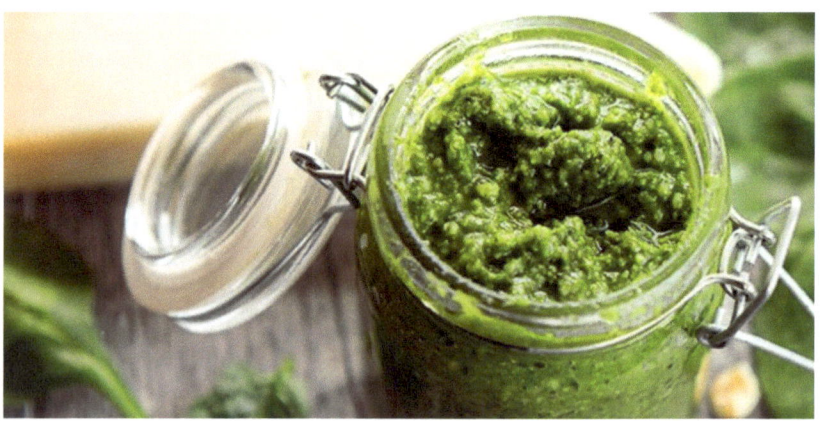

2. La Semilla de Aguacate para el Cabello

La semilla de aguacate es ideal para dejarlo brillante y nutrido, además sirve para eliminar la caspa y dar hidratación al cuero cabelludo, ya que sus grasas aumentan su humedad impidiendo que se generen hongos.

Algunos de los beneficios de la semilla de aguacate son:

- Restaura el cabello maltratado.
- Mantiene el cabello hidratado.
- Fortalece cada hebra y folículo
- Elimina las puntas abiertas.
- Detiene la caída del Cabello.
- Aporta minerales, grasas vegetales, Antioxidantes y vitaminas C, D, y B12

Preparación:

- Rallar la semilla cruda con un triturador o pela papas.
- Mezclar con aceite de ricino y dejar macerar un día.
- Aplicar frotando en la raíz en el cuero cabelludo.
- Colocarlo envolviendo el cabello en una bolsa plástica o gorro y dejar actuar por una hora, esta receta se puede aplicar durante un mes.

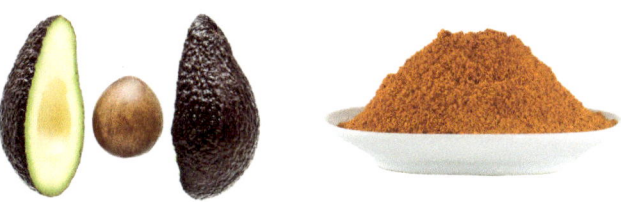

3. Aguacate con limón y plátano para cabellos más grasos

El plátano es una fruta que aporta una gran cantidad de minerales al cabello, mientras que el limón reduce la sensación grasa.

Preparación:
Simplemente tienes que aplastar el plátano y la pulpa del aguacate maduro con un tenedor y agregar unas gotas de limón.

Aplicar por todo el pelo desde las puntas hasta la raíz y esperar alrededor de 20 minutos. De nuevo, envuelve la melena con una toalla para evitar que los productos caigan al suelo. Una vez transcurrido el tiempo, retirar el sobrante y lavar bien con tu champú preferido para el cabello graso. También puedes aplicar un acondicionador.

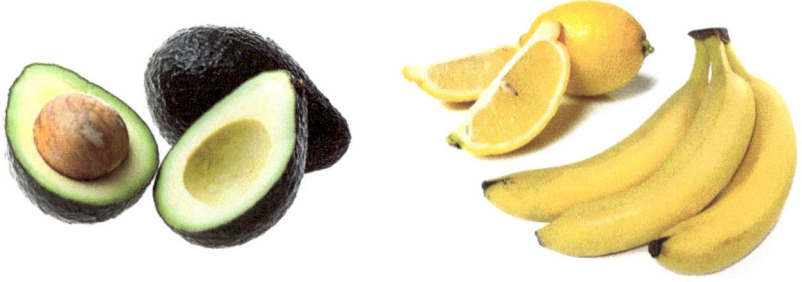

4. Mascarilla capilar con aguacate y aloe vera

El gel de aloe vera tiene propiedades regeneradoras gracias a la presencia de minerales, mucílagos y vitaminas. En caso de tener el cabello dañado y sin brillo, es un fantástico ingrediente para recuperar su vitalidad y darle luminosidad.

Preparación:
Triturar el aguacate, añadir un par de cucharadas de aloe vera, una cucharada de aceite de coco y unas gotas de un aceite esencial, como el de manzanilla, que dejará un aroma característico después del tratamiento.
Extiende la mezcla por toda la cabeza y deja que actúe alrededor de 25 minutos. Retirar con agua abundante y lavar con champú.

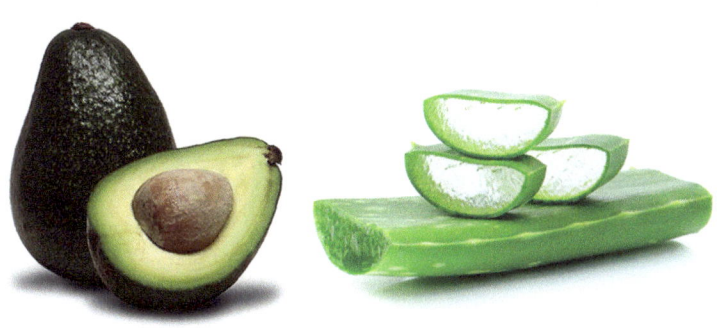

Vinagre de manzana para el Cabello

Mezclar una parte de vinagre de sidra de manzana con dos partes de agua, Para minimizar el olor puedes añadir unas gotas de tu aceite esencial favorito, El modo de empleo se debe realizar tras el lavabo del cabello.
Como mascarilla se puede utilizar una o dos veces a la semana.

Beneficios de la receta:

El pH de nuestro cabello varía de 3,5 (ácido) 5,5 (casi neutro) y los productos para el cabello suelen llevar un producto químico llamado alcalina que lo que hace es alterar el pH. El vinagre, por otra parte, ayuda a restaurar el cabello a su pH más ácido sellando la cutícula, por lo tanto, deja el cabello más brillante, más fuerte y menos propenso a la rotura.
También ayuda al crecimiento natural de los cabellos. Así que si quieres tener un cabello totalmente cuidado, no dudes en usar este remedio ya que el vinagre es un excelente tratamiento.

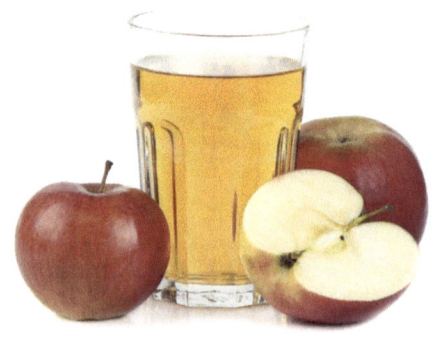

Mascarilla de huevo y aceite de oliva

Mezclar 2 yemas de huevo (puede ser el huevo entero también) con 2 cucharadas soperas de aceite de oliva. Luego se diluye la mezcla con un poco de agua (50 ml). Da un masaje en el cuero cabelludo muy lentamente.
Dejar reposar durante 20 minutos y lavar el cabello una vez que pase el tiempo.

Beneficios de la receta:

El huevo es rico en proteínas, vitaminas y ácidos grasos. La yema de huevo nutre el cuero cabelludo, dejando el cabello suave, brillante y saludable.
La abundancia de las vitaminas A, D, E ayudan a prevenir la pérdida de cabello y lo fortalece. El aceite de oliva es bien conocido por sus propiedades cosméticas. Es una forma natural y probada para mantener la belleza de la piel, uñas y cabello.
Contiene vitaminas A, D, K y E por lo que es un poderoso antioxidante.
Es ampliamente utilizado en productos de belleza, hidrata el pelo, ilumina y promueve un tratamiento profundo, dando protección.
El aceite de oliva actúa reparando las cutículas de los pelos y restaurando la suavidad.

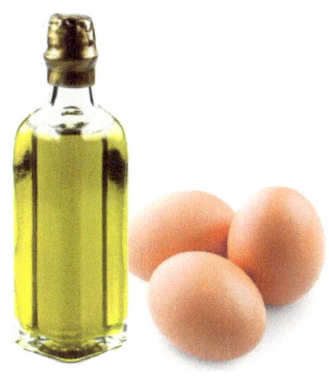

Mascarilla de plátano para proteger el cabello

Elija un plátano maduro y aplástelo hasta formar una pasta. Aplicar sobre el cabello, incluyendo el cuero cabelludo y las puntas. Dejar reposar durante 20 minutos y enjuagar bien. También puedes añadir aceite de oliva o aceite de almendras para mejorar la hidratación.

Beneficios de la Receta:

Los plátanos son una fuente rica en potasio y vitaminas A, C y E por lo que son una opción perfecta para el tratamiento de los cabellos.
El plátano es rico en potasio, aceites naturales, carbohidratos y vitaminas que ayudan a suavizar el cabello así como a protege la elasticidad natural del mismo previniendo de esa forma las puntas abierta y la rotura.
El plátano protege el cabello, da brillo y ayuda a combatir la caspa, estimulando el crecimiento saludable.

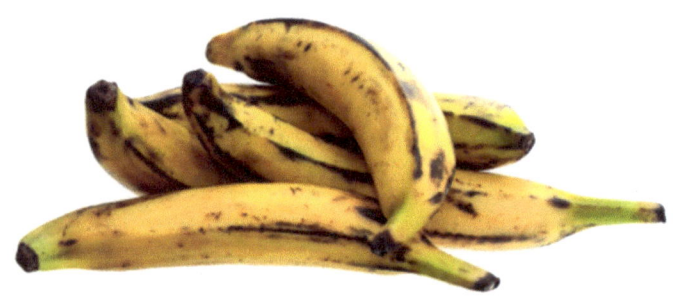

Masaje con aceite de almendra para el cuero cabelludo

Tomar una cucharadita sopera de aceite de almendras (más o menos dependiendo de la longitud y el grosor de tu cabello) y masajear desde el cuero cabelludo hasta las puntas. Dejar reposar durante 15 minutos.
A continuación, lavar el cabello normalmente.

Beneficios

El aceite de almendra es rico en vitamina E, vitaminas B y en componentes importantes como zinc, hierro, calcio, magnesio, fósforo, potasio y proteínas. El aceite de almendra dulce tiene un alto poder de hidratación para la piel y para el cabello.
Si estás tratando de fortalecer y acelerar el crecimiento del cabello, el aceite de almendras es una manera simple y eficaz para ello. Es útil porque tiene ácidos grasos saludables, deja el cabello suave y ayuda a restaurar el cabello dañado.

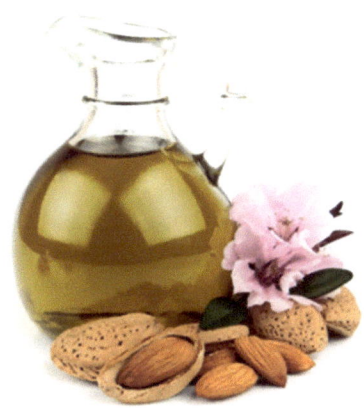

Tratamiento natural para el cabello a base de colágeno

El colágeno es una molécula esencial con un papel estructural en numerosas partes del cuerpo como la piel, los ligamentos, el cartílago, las articulaciones o el cabello. Conforme pasan los años, su síntesis comienza a fallar, lo que influye negativamente en la regeneración celular de diversos tejidos que lo necesitan.

Si tienes déficit de colágeno, ten por seguro que tu pelo se verá afectado, sentirás que las raíces se debilitan y que se cae a mechones.
Debes incorporar este elemento a tu cuerpo, bien a base de champús y mascarillas, o mediante suplementos como pastillas y cápsulas.

Hay muchas formas de consumir colágeno hidrolizado, pero principalmente hay dos tipos según su forma de ingesta:

- **Vía oral:** Cápsulas y pastillas que puedes comprar en la farmacia o en una tienda de nutrición muy especializada. Consulta primero a un profesional y lee bien las instrucciones.

- **Vía tópica:** Consiste en el uso de champús y mascarillas elaboradas con colágeno hidrolizado. Si lo que deseas es beneficiar a tu cabello, lo mejor es esta opción, porque la proteína entra en contacto directamente con la zona a tratar.

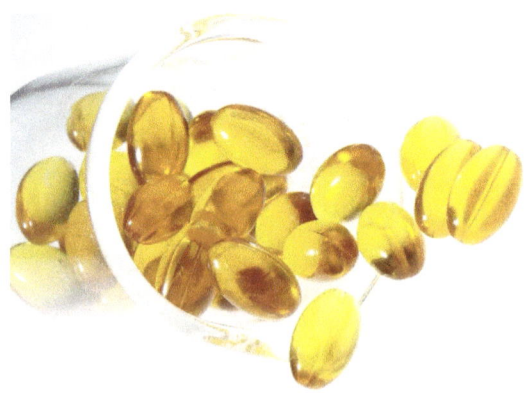

Mascarilla capilar con colágeno hidrolizado

Para hacer una mascarilla, lo único que necesitas es un par de cucharadas de miel y gotas de colágeno hidrolizado líquido. El primer ingrediente facilita la penetración del producto, pero puedes usar otro como el aceite de coco.

Procedimiento:

1. Humedece el cabello con agua tibia.
2. Aplica el aceite o al miel desde las puntas hasta la raíz y masajea bien todo el cuero cabelludo para que quede impregnado.
3. Agrega las gotas de colágeno hidrolizado, la biotina y continúa masajeando para que se extienda por todo.
4. Envuelve el pelo con una toalla, y deja que la mezcla actúe durante 25 minutos.
5. Lávate con un champú que contenga colágeno en su composición para que el tratamiento sea más efectivo.

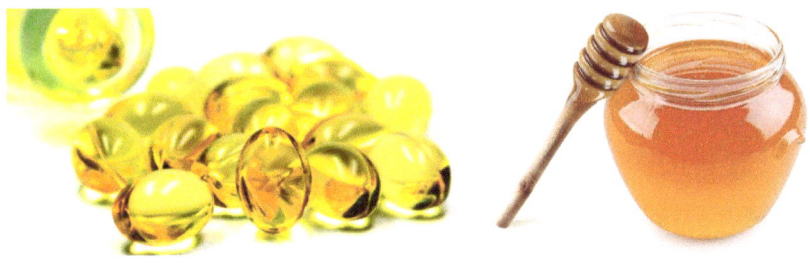

La quínoa un Supercerial para el Cabello

La quínoa contiene más proteínas que ningún otro grano 16.2 % comparado con un 7.5% del arroz, y con un 14% del trigo.

Su proteína es de alta cálida, contiene aminoácidos similares a la leche.

Además de contener minerales como fósforos, potasio, magnesio y calcio. La quínoa contiene también una sustancia llamada fitoestrógeno que previene la aparición de enfermedades cardíacas, osteoporosis y cáncer de seno.

Cada 100 gramos, este alimento aporta 350 calorías, que se traducen no en grasas, sino en energía para el organismo.

Para consumirlas debe ser lavada varias veces, luego hervir en agua, y servirse en su forma natural o en galletas, o tortas de verduras o en yogurt.

Como tratamiento estético para la piel y el cabello es excelente, el cabello queda fortalecido, suave y con brillo, como hidratador reparador.

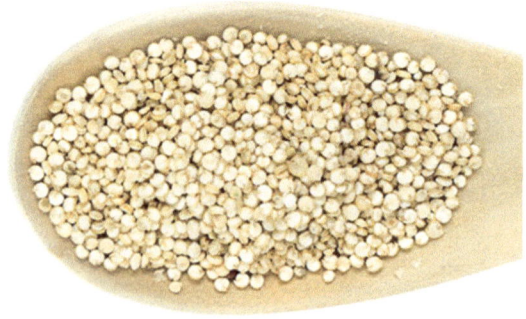

Mascarilla de Quínua para el Cabello, Beneficios del Cereal en tu Cabello

Como casi cualquier cereal, la quínua establece una enorme fuente de fibras y proteínas necesarias para tu cabello, de esta forma no solo mantendrás fuerte tu cabello, también contribuye con el cuidado del cuero cabelludo, del bulbo capilar y las raíces para hacerlas fuertes y poco quebradizas.

Una de las formas caseras de cuidar el cabello es utilizar la Mascarilla de quínua para el cabello, es fácil de preparar y de aplicar.

Preparación:

- 200g de Quínua
- ½ litro de leche

Colocamos en una olla la leche y la quinua, está la debemos hervir por al menos 45 min.
Lo ideal es esperar a que el grano de abra, sin embargo para la preparación de esta mascarilla es mejor que se cuaje por ello no importa que el tiempo de cocción se pase un poco.
Retiramos la olla y en otro recipiente removemos la mezcla para crear una especie de pasta.
Dejamos enfriar la mezcla.
Una vez este fría, aplicamos la mascarilla en las zonas importantes del cabello, dejamos actuar por unos 20 minutos y retiramos con abundante agua.

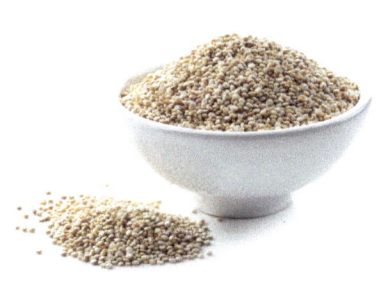
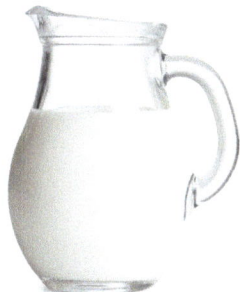

Mascarilla capilar de avena, quínoa, lino, y aceite de coco para cabello seco, débil o dañado

Beneficios de cada ingrediente:

- **Avena.** Aporta hidratación, suavidad y brillo hasta a los cabellos más apagados. Tiene la capacidad de fortalecer el cabello y nutrir en profundidad la fibra capilar. Es rica en proteínas, vitaminas y oligoelementos como el silicio y el potasio.

- **Quínoa.** Es la mejor proteína que se podría encontrar para nuestro cabello!! Le aporta minerales como el fósforo, potasio y magnesio y contiene casi un 15% de aminoácidos. Proporciona una gran hidratación que es capaz de reparar las puntas estropeadas. Además, promueve el crecimiento del cabello, haciendo que este nazca más fuerte y sano.

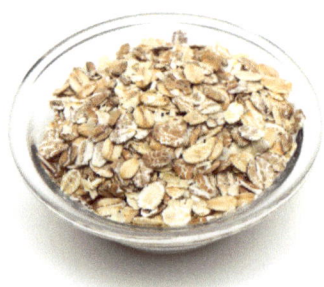 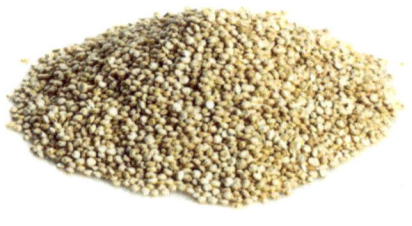

- **Semillas de lino.** Son ricas en ácidos grasos y constituyen la mayor fuente vegetal de ácidos grasos omega 3. Cuenta con cantidades significativas de vitaminas del grupo E y B: la vitamina E actúa como un antioxidante capaz de revertir los daños causados por el ambiente y estimula la regeneración; y por su parte, la vitamina B es buena para el sistema nervioso y circulatorio, por lo que la linaza es adecuada para cuidar de la salud de la piel y, especialmente, del cabello, al cual fortalece, nutre y lo deja brillante. Además, la linaza ayuda a hidratar el cabello, evitar la caída y favorecer su crecimiento.

- **Cebolla.** La cebolla promueve el crecimiento del cabello haciendo que salga más sano ya que mejora la circulación sanguínea. Elimina hongos y bacterias que impiden el correcto crecimiento del cabello, aportándole fuerza y previniendo así su rotura. Además, nutre en profundidad y le da brillo al cabello.

No te preocupes: su olor no se va a quedar fijado en tu pelo!!

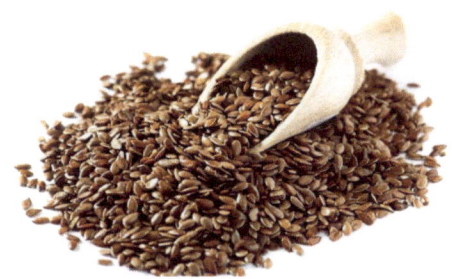
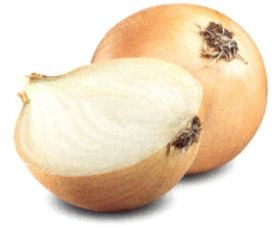

- **Aceite de coco:** Otorga mucha vitalidad que además ayuda a que el pelo nazca más sano y fuerte. Al ser más ligero que otros aceites, penetra en profundidad hasta la fibra capilar, aportando las proteínas necesarias para nutrirlo y repararlo.

- **Vinagre o limón:** Ambos ingredientes, al tener un pH tan ácido hacen que se cierre la fibra capilar, además de aportar brillo y suavidad al pelo. Al igual que ocurre con la cebolla, no va a quedarse su olor en el pelo.

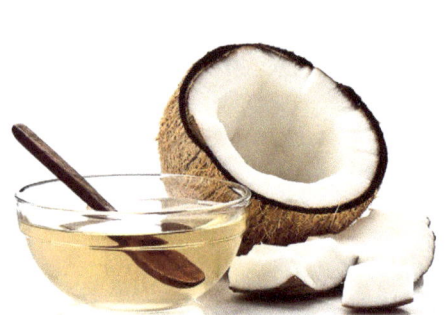 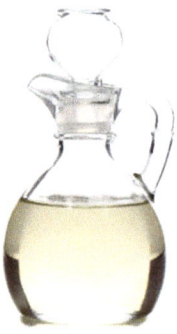

Receta:

500ml de agua
1 cucharada de copos de avena
1 cucharada de quínoa
1/2 cucharada de semillas de lino
1 cucharada de aceite de coco
1/4 de cebolla mediana o pequeña
*opcional: un chorrito de vinagre o limón

1. Calienta el agua hasta que llegue a hervir y después echa la avena, quínoa y lino. Apaga el fuego, añade la cebolla y deja reposar la mezcla 20 minutos.

2. Una vez haya reposado, déjala enfriar hasta que esté tibia, Antes de hacerlo, añádele la cucharada de aceite de coco y remueve.

3. Tritura la mezcla y vuelve a calentarla. No hace falta que hierva pero asegúrate de que está bien caliente.

4. Vuelve a dejarlo reposar y a continuación añade si quieres el chorro de vinagre o limón.

5. Aplícalo en el cabello seco y deja actuar entre media y una hora (mínimo 15 o 20 minutos).

6. Puedes aplicar la mascarilla después del champú.

Beneficios del omega 3 para el cabello

Los ácidos grasos Omega 3 son ácidos grasos insaturados que son clave para el buen funcionamiento del cuerpo. Son necesarios para mantener una buena salud y un buen cabello. Pero el cuerpo no produce naturalmente omega 3. Eso significa que aquellos que buscan un cabello saludable y exuberante necesitan buscar activamente y agregar omega 3 a sus dietas a fin de obtener sus beneficios.

¿Cuáles son los beneficios de omega 3 para el cabello y cómo puede usar omega 3 para el crecimiento del cabello? Existen innumerables beneficios de omega 3 para el cabello: omega 3 no solo ayuda a prevenir la pérdida y rotura del cabello, sino que también fomenta el cabello abundante y saludable y el crecimiento del cabello nuevo. Los ácidos grasos en omega 3 reducen la inflamación y nutren los folículos capilares, fomentando el crecimiento del cabello y la salud general del pelo.

Los ácidos grasos omega 3 nutritivos también calman e hidratan el cuero cabelludo y promueven la circulación sanguínea, previniendo la sequedad y la caspa. Estos ácidos grasos también fomentan la producción de aceites para el cuero cabelludo, que naturalmente recubren y nutren las hebras del cabello, ayudando a transformar los mechones secos o sin vida.

El ácido graso omega 3 también ayuda a aumentar la fuerza y el grosor del cabello. Además aumenta la elasticidad del cabello, lo que da como resultado un cabello más hermoso, gordo, de aspecto más joven y con menos roturas.

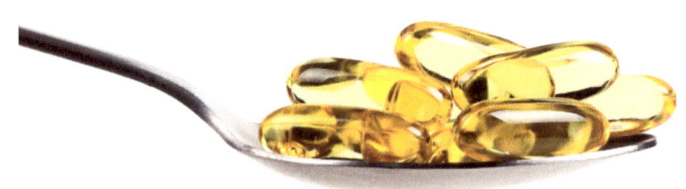

Omega 3 para el crecimiento del cabello

El cabello de la persona promedio generalmente crece aproximadamente medio milímetro por día, aproximadamente media pulgada por mes. Al mismo tiempo, la persona promedio pierde cabello diariamente, en cualquier lugar entre 50 y 100 pelos por día. Una vez que un folículo en su cuero cabelludo empuja un cabello, se supone que se formará uno nuevo en su lugar. Aquellos que no obtienen una nutrición adecuada, específicamente aquellos que carecen de omega 3 para el crecimiento del cabello, amenazan el funcionamiento de sus folículos capilares, ya que los folículos pueden descuidar el crecimiento de cabello nuevo, lo que resulta en la pérdida de cabello.

El omega 3 es famoso por ser un agente antiinflamatorio, utilizado históricamente con fines medicinales. El Omega 3 para el crecimiento del cabello no solo alimenta y nutre el cabello, sino que también reduce la inflamación que puede contribuir a la caída del cabello. De hecho, tomado regularmente como parte de una dieta saludable, omega 3 puede ayudar a reiniciar el proceso de crecimiento del pelo.

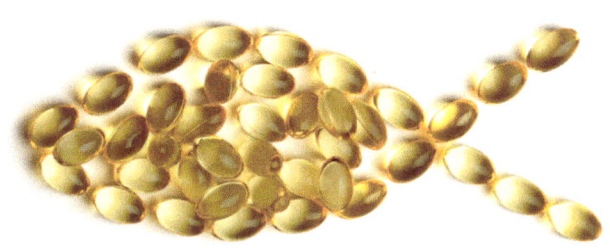

Mascarilla de Omega 3 para el Cabello

El omega 3 representa uno de los elementos de mejores cualidades para el organismo en base a sus aportes, por ello utilizarla en el cabello ofrece una gran cantidad de beneficios para el cuidado del mismo.

Basta con aplicar directamente o incluso tomar comprimidos para notar cambios efectivos, los ácidos grasos inmersos en la Mascarilla de omega 3 para el cabello son los principales regeneradores de los folículos, contribuyendo al cuidado y previniendo problemas de caída, cabello frágil o quebradizo.

Preparación:

- Comprimidos de aceite de pescado
- Agua
- ½ aguacate

- Para aplicar la mascarilla primero necesitamos obtener el aceite de los comprimidos, para ello abrimos los comprimidos y drenamos el mismo.
- Una vez drenamos el aceite de dos o tres comprimidos de aceite de pescado, agregamos un poco de agua para diluir su contenido, también trituramos el aguacate e incluimos.

- Lavamos bien el cabello antes de aplicar la mascarilla.
- Masajeamos el cuero cabelludo hasta las puntas.
- Dejamos actuar por unos 25 minutos la mascarilla.

Recetas caseras para tener el cabello con buen aroma

El cabello es uno de nuestros principales atractivos cuando luce bien cuidado y tiene un buen aroma.

Jugo de tomate:

El tomate es un nivelador natural del pH que actúa como limpiador y deja buen aroma en el cabello. La cantidad de jugo de tomate que vamos a usar dependerá del largo de tu cabello y la cantidad. El jugo tiene que ser natural, ya que el que compramos en el supermercado trae conservadores que pueden dañar u opacar tu cabello.

Procedimiento:

- Una vez que esté listo el jugo, comienza a aplicarlo desde la raíz con un suave masaje hasta llegar a las puntas.
- Deja que actúe durante 30 minutos.
- Lava el cabello con champú suave.

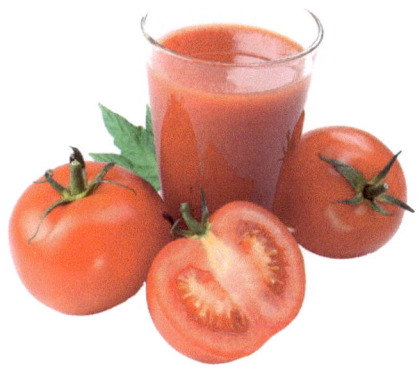

Vodka

El vodka no solo sirve para preparar excelentes tragos y pasar momentos inolvidables con los amigos. También puede hacer que tu cabello esté más limpio, con mejor aroma y estimular su crecimiento. Solo necesitas:

Ingredientes:

- 1 cucharada de vodka.
- 250 ml de agua.

Procedimiento:

- Mezcla el vodka con el agua y aplica sobre el cabello.
- Espera 10 minutos y lava el cabello como siempre.
- Repite el procedimiento cada semana.

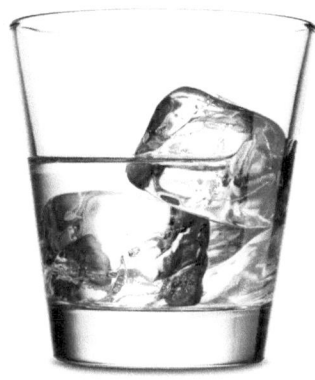

Bicarbonato de Sodio

El bicarbonato de sodio es uno de los ingredientes imprescindibles de la cocina por sus múltiples usos. Cuando se trata del cabello, permite eliminar los olores desagradables y la grasa excesiva.

Ingredientes:

- 3 partes de agua.
- 1 parte de bicarbonato de sodio.

Nota: La cantidad final va a depender del largo de tu cabello. Lo recomendable es comenzar con poco e ir aumentando conforme se necesite.

Procedimiento:

- Mezcla los ingredientes hasta crear una pasta homogénea.
- Moja tu cabello y retira el exceso de agua con una toalla, de tal forma que quede húmedo.
- Aplica la mezcla y deja que repose 5 minutos.
- Enjuaga con agua tibia.

Este remedio se puede usar una vez a la semana.

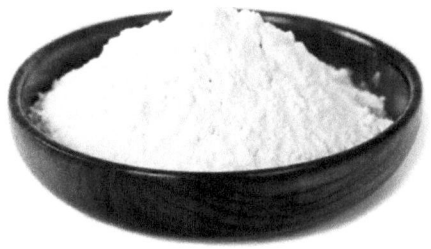

Jugo de Limón

El jugo de limón es un ingrediente de increíbles beneficios para el cuerpo y el cabello. Además de limpiar, te ayuda a combatir de forma natural la caspa y sus infecciones. A cambio, te deja un aroma fresco en el cabello y una textura suave.

Ingredientes:

- Jugo de 2 limones.
- 1 taza de agua (250 ml).

Procedimiento:

- Mezcla los dos ingredientes y aplica sobre el cabello.
- Deja la mezcla por dos minutos.
- Aplica el champú y lava tu cabello como lo haces normalmente.
- Es recomendable usar este remedio solo una vez a la semana.

El uso excesivo de limón puede ocasionar que tu cabello se decolore. Si tienes la intención de aclarar el cabello, puedes aplicar la receta hasta un par de veces por semana.

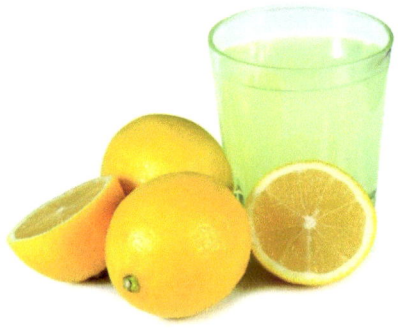

Miel y Canela

Tanto la canela como la miel tienen propiedades antifúngicas y antibacterianas muy útiles. Tienes dos opciones para esta receta. La primera es consumir la mezcla de estos dos ingredientes diariamente. En este caso, la canela debe ser los más fresca posible y puede ser en forma de infusión o mezclados los dos ingredientes en una cucharadita.

La segunda opción, y más recomendable, es la siguiente:

Ingredientes:

- ½ cucharada de canela en polvo (10 g).
- 1 taza de agua hirviendo (250 g).
- 1 cucharadita de miel de abeja (7,5 g).

Procedimiento:

- Mezcla la canela en polvo con el agua hirviendo.
- Deja que la mezcla repose unos 20-25 minutos.
- Agrega la miel y revuelve bien.
- Aplica la mezcla sobre el cabello y asegúrate de que lo envuelve completamente.
- Espera 45 minutos y lava con agua tibia y champú.
- Nota. Esta mascarilla puede aclarar tu cabello, por lo que no recomendamos su uso excesivo.

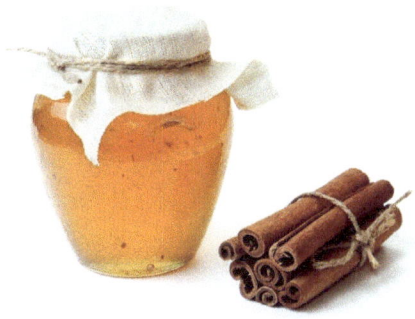

Algunos consejos extra

Los remedios que te hemos enumerado son increíbles. Sin embargo, hay algunos cuidados básicos que no debes omitir si quieres un cabello bonito y con buen aroma siempre. Estos consejos son:

- Lava regularmente tu cabello.
- Cambia y lava frecuentemente la funda de tu almohada, la toalla con la que secas tu cabello y el cepillo que usas.
- Evita consumir cantidades exageradas de ajo o cebolla.
- Lleva una dieta equilibrada.
- Toma mucha agua.
- Evita usar acondicionador en las raíces del cabello.
- Usa un champú que contenga ácido salicílico y sulfuro.
- Evita cepillar en exceso cuando tienes caspa, para evitar que se contagien partes sanas.

Agradecimientos

Le doy gracias a Dios primeramente y a mis padres por concederme la vida la alegría necesaria para vivirla y desarrollar un talento que siempre he tenido con la belleza en cuanto a la nutrición y regeneración del cabello. También a mi familia, a mi esposo por su amor, apoyó, incondicional, comprensión, paciencia, a mis hijas quienes dentro de su inocencia e ingenuidad son las promotoras fundamentales en el deseo de realizar este proyecto y seguir superándome.

En segundo lugar a todo mi equipo de trabajo el cual son una herramienta importante por su disposición y colaboración de lo que se ha logrado en bellahair y el tratamiento. En tercer lugar a todas las personas que se han involucrado de una u otra forma en mi crecimiento personal y profesional para alcanzar este proyecto.

Finalmente quiero agradecer a mis fieles y respetadas clientes por la confianza, creer en mi y colocar en mis manos su cabello para nutrirlo, repararlo y cuidarlo. Y así lucir una cabellera hermosa y saludable.

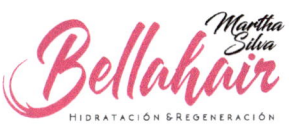

Autor Martha Silva

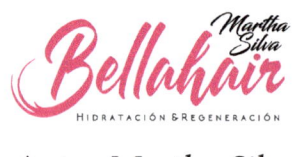

Autor Martha Silva

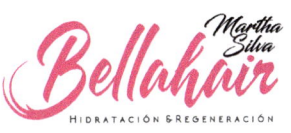

Autor Martha Silva

www.ingramcontent.com/pod-product-compliance
Lightning Source LLC
Chambersburg PA
CBHW040228220526
45473CB00001B/158